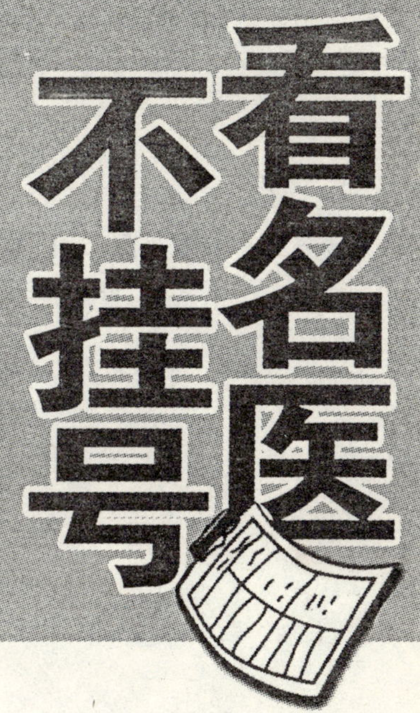

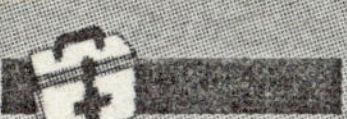

不用求人、不必排队
不用花钱，佟彤带你看名医

佟彤 著

陕西师范大学出版社

图书在版编目(CIP)数据
看名医不挂号/佟彤著.—西安:陕西师范大学出版社,2009.9
ISBN 978-7-5613-4551-1

Ⅰ.看… Ⅱ.佟… Ⅲ.保健—普及读物 Ⅳ.R116-49

中国版本图书馆 CIP 数据核字(2009)第 194898 号
图书代号:SK9N0061

看名医不挂号

著　　者:佟　彤
责任编辑:周　宏
特约编辑:蔡明菲
装帧设计:利　锐
出版发行:陕西师范大学出版社
　　　　(西安市陕西师大 120 信箱邮编:710062)
印　　刷:北京京都六环印刷厂
开　　本:710×1000mm　1/16
印　　张:16
字　　数:180 千字
版　　次:2009 年 9 月第 1 版
印　　次:2009 年 9 月第 1 次印刷
ISDBN 978-7-5613-4551-1
定　　价:28.00 元

【序】我给名医做翻译

帮助不能来北京，挂不上大医院名医号的人们看病，是 MSN 网“名医讲堂”直播以及这本书的全部目的。为此，我专门邀请了北京三级甲等医院的各位主任级医生做客直播室，他们的职位和职称是这个直播和这本书的绝对权威保证。

之所以要开这个直播节目，是因为实在看不过去没有医学专业背景、没有行医执照的外行人，在生死攸关的健康问题上给大家“指点迷津”。我就听过一个现在很红的“中医专家”在电视里说：“脸红的女性容易流产。”

此言让被请至直播室的名医大惊失色，无论从中医还是西医，他们都找不出这一结论的理论依据。但奇怪的是，这种毫无医学根据的断言却往往被读者或者听众认同，估计是不具专业特点的表达方式比严谨、科学的医嘱更加“亲民”吧。

借此教训，我在这里权当是一个“翻译者”，把名医们深奥而可靠的医学道理，“稀释”成大家能明白的通俗语言，这就是我这个记者身份的“中介”的价值。

被我请到直播室的名医，都具有北京三级甲等医院副主任医师以上的专业职称，他们具有硕士、博士的正规学历，同时还是各类国家级医学研究课题的牵头人或者课题组长，并身兼不同医学会的要职……这使他们在出门诊、做手术的同时，还能时时了解国外、国内同行间最先进的研究成果和发展趋势，以确保有希望治愈的疾病，不遗失一点点生机。

虽然我也是学医出身，但每次和名医们直播完毕，总是有醍醐灌顶般开悟的感觉，才知道即便是略懂医学，即便是身处医疗条件不错的北京，在铺天盖地的虚假医疗广告冲击中，也时时有被忽悠，乃至受骗上当的危险。

幸好，每周一次的直播，总能对一个常见的疾病或者健康问题给出一个坚定的、可信的答案，至少可以让我和与我一起收看直播的网友，知道如何躲避疾病乃至误诊、误治的风险，并逐渐明白，最正确权威的治疗方法和保健观念，只可能出在国家投资最多的大医院的名医这里！

比如最常用的降糖药。同样是糖尿病，胖人和瘦人用的药就不一样，至于不吃主食就过不了日子的“中国式”糖尿病人，也专门有一种药物可以使用。

比如用来检查心脏是否正常的心电图，很有可能欺骗了你！因为在最后被证实有冠心病的病人中，有50%的人的心电图曾经是正常的。

比如近视手术。其实并不是一刀下去就能彻底摘掉眼镜的，高度近视人的手术效果就要大打折扣，因为手术只能改变角膜情况，对已经损伤的视网膜于事无补。

比如人们谈之色变的性病，完全有可能发生在清白无辜的人身上。如果一个人在抵抗力低的时候去洗个桑拿，坐在了被病毒污染的椅子上，回来就可能染上尖锐湿疣。

比如前列腺炎。广告中耸人听闻的后果描述，使这一小毛病的治疗扩大化，泌尿外科收治的前列腺炎的病人，更多是因为扩大治疗而症状加重的。另一个更有趣的现象是，很少有医生去看前列腺炎，不是因为医生不得，而是因为医生懂得，这种病是个小问题。

比如长期不愈的咳嗽。罹患者会不断更换、增加抗生素的用量。其实，慢性咳嗽中，有一半是胃的原因，这个已经为呼吸病领域医生们熟知的观念，并没被公众所知。

比如越来越高发的乳腺癌，现在的治疗水平已经达到了肿瘤直径在3公分以下时，一般可以保住乳房。但仍旧有很多病人被水平不高的医生毫不留情地切除了乳房，更可悲的是，这种有损女性尊严的善意，并没有延长患者的生命……

每个被请到直播室的医生，都不断鼓动我做他们的“翻译”：一定要为医学科普的准确性把关，错误的观点会草菅人命呀！

之所以如此苦口婆心，是因为他们原本就繁忙的门诊中，要花很多精力和时间为错误的治疗和错误保养方法善后、纠偏，而这些“烂尾工程”的肇事者，往往就是被人们奉为神明的所谓专家和没被内行人把关就出炉的各类健康书！

每个星期二或四的下午，总有一个够级别的名医走进直播室，越来越多的网友会准时等在电脑前，他们提出的问题经常也是名医最想说的，很可能在他们上午的门诊中，刚接诊过一个被延误的病人，他们现场说法式的直播，就能使多一个人避免误治。

本书对直播内容做了里遴选、编辑和补充，以白纸黑字的确凿和家长里短的通俗为您提供健康保养的权威依据。

目 录

第一章　门面的保养

第二章　身体的修理

第三章　状态的维护

第四章 隐疾悄悄话

第一章　门面的保养

手术能矫正所有的近视吗？

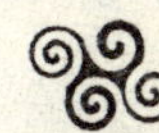

名医翟长斌

北京同仁医院眼科医生，医学博士。曾于美国印第安纳大学视光学院攻读医学博士后。2003 年被评为北京市科技新星。曾获青年优秀论文奖，在美国科研杂志发表论文数篇，其中五篇被美国国家卫生图书馆摘录引用。

||你知道么？

1. 高度近视时手术效果不会太好，因为手术只解决类似镜头的角膜问题，高度近视时，相当于底片的视网膜却已经变薄，质量很差了，角膜矫正后仍旧不能恢复完好视力。

2. 圆锥角膜的近视眼不能做近视手术。

3. 不论什么类型的隐形眼镜，都会影响角膜对氧气的吸收。

佟彤笔记

请翟医生到 MSN 做直播的时候，正是暑假，点击率很高，从各地网友事先提来的问题看，等翟医生出场的人中，有很多是想在假期里通过手术使自己“改头换面”的年轻人，北京同仁医院的眼科向来一“号”难求，医生的经验自然也非常珍贵。

大家都想让这个在美国读过博士的眼科医生给个能摘掉眼镜、预防近视的绝招。翟医生就像之前他的病人描述的一样，态度认真，脾气温和，但我们聊天的答案却让大家失望了——近视眼手术并不能摘掉所有的眼镜，原因是，这种手术解决的只是作为"镜头"的角膜问题，对类似于"底片"的视网膜的质量下降束手无策。而高度近视时，视网膜的损伤往往在劫难逃……

至于预防近视，翟医生的建议更没有什么新奇之处：每看书或看电视一小时，让眼睛休息 10 分钟。"这是唯一的办法，也是最有效的办法，关键是大家得真正执行……"

一、什么样的人、多高的度数做手术治近视最合适?

一般来说，从 50 度到 2000 多度都可以做近视眼手术，但从效果上看，最好的是 300 度到 500 度，这样给近视的人带来的益处是最大的，回退的可能性也很低。

接受手术的年龄范围，是从 18 岁到 50 岁。为什么是这样一个范围呢？因为青少年的视力正处于发育期间，近视度数增加得比较快，这个时候做近视眼手术不是很合适，即便做完了，一两年之后度数又增加了，达不到摘掉眼镜的目的。只有到每年的近视度数增加不超过 50 度的时候，才适合做这种手术。那时候，青少年一般也到了 18 岁，身体基本发育成形；读书的压力也不那么重了。

至于适合手术的年龄上限，一般这么考虑：40 岁以后会有一定的花眼，这是人的正常生理过程，是晶体老化。年轻的时候都能看清楚，因为眼睛的晶体有弹性，可以调节。40 岁以后，弹性逐渐下降，这个时候也可以做近视眼手术，但这个近视眼手术做完了以后可能会碰到花眼的问题。一般情况下，医生应该给这样年龄的人留下 50 度到 100 度的近视。

到 50 岁以后，晶体弹性力非常差了，病人也有轻度白内障，除非有特殊需求，临床检查晶体状况又非常好，至少在近些年内不需要做白内障手术，这样的人，也可以实施近视眼手术。

二、手术能全部解决近视么?

度数太高了,视网膜会发生病变,这个病变包括视网膜变薄,黄斑萎缩。一旦出现这种情况,即便你做近视手术,解决的也只是角膜问题,看东西肯定还是受影响。从效果上看,手术矫正的最佳度数是300度到500度。

有的人近视度数非常高,如果戴眼镜的话镜片肯定非常厚,做手术的时候,我们要在他眼睛上用激光治疗的组织切下的就多,他的角膜厚度可能就不够了。比如说你的角膜只够做到1000度的,但是你有1500度的近视,那么你术后可能摘不掉眼镜,做完手术后还会剩下500度的近视,效果就有限了。

配镜原则是就低不就高

医生配眼镜的时候,特别是给青少年配眼镜的时候都不会配到最高。比如说他戴300度的镜片看到1.5,戴250度的镜片看到1.0,这个时候往往会给他戴250度的,这样能放松他眼部的肌肉,减缓他近视的发展。不要求把视力矫正到最好,一般情况下,两眼视力达到0.8以上,视力基本够用,上课、学习不受影响即可。

三、先进的隐形眼镜就能不伤眼睛?

戴隐形眼镜的好处是看东西没有变形,但它毕竟扣在你眼睛角膜上,使眼睛与外面隔绝了。

我们的眼睛需要从空气中摄取氧,眼睛所需的60 ~/j 到70%的氧气,是从空气中到达角膜的。即便是配戴含水量高、透氧性非常好的隐形眼镜,角膜从空气中得到的氧气还是下降的,一旦下降,角膜就会轻度的水肿。因为供氧量不够,周边的新生血管会往里长。而角膜是需要完全透明的,不能长新生血管,长了新生血管就会影响到透明度,就会看不清了。

所以长期佩戴隐形眼镜,总会影响乃破坏眼睛的正常生理状态,…般来说,隐形眼镜都要求每天佩戴8个小时以下。

另外，要求佩戴隐形眼镜的人必须卫生条件非常好，否则会造成角膜溃疡和眼睛感染，后果很可怕。

我们绝大多数人戴的都是软性隐形眼镜，如果说没有继发炎症，一般摘掉两个星期可以做检查和手术。

佟彤说：眼睛就像照相机，角膜是镜头，视网膜是底片，眼睛看到东西就相当于一次次照相。镜头再好。如果底片质量差的话，照片也是模糊的。之所以高度数的近视手术效果可能不好，原因就是手术只解决了"镜头"问题，他的"底片"已经很糟糕了。

四、近视手术前的详检很重要

手术前要做详细检查，做角膜定形图，可以发现有没有"圆锥角膜"或者潜在的"圆锥角膜"，如果有，就不适合做了。

圆锥角膜是一个病，目前病因不清楚，被认定为是一个遗传性的疾病，发病多数在年轻人。主要是眼球逐渐变薄，比如说一个气球，有一个地方局部地变薄，往外突，而且就发生在角膜上。如果诊断是圆锥角膜，可以通过佩戴硬性的隐形接触镜先控制，很多患者通过硬性隐形眼镜能解决问题。但如果还是发展，到最后有可能要进行角膜移植了。

五、真的没有预防近视的诀窍么？

真是很遗憾，到目前为止，在世界范围看都没有发现非常行之有效的控制近视的方法，有两个主要原因：一个是近视是多基因控制的，目前还没有明确定位到具体是哪个基因；第二个原因跟人们不能避免地长期大量用眼有关。所以唯一预防的办法是养成良好的用眼习惯！用眼一个小时之后，一定要休息 10 到 15 分钟！做眼保健操，多往远处看看，只有这个办法能有效地减缓近视的发生和进展。

文明比较久的民族、文化比较发达的民族和国家近视眼发生率比较高，像犹太人、日本人、华人近视眼发生率非常高，非洲近视眼发生率非常低，远视眼发生率非常高。

佟彤说：如果要做手术治疗近视，千万别抱怨手术前的检查烦琐。我和翟医生做直播时就有网友说，他做了之后效果不好，到大医院一查才知道，本来他就是"圆锥角膜"，根本就不该做，但给他做的那家医院居然没有这样的检查！交了钱就给做了，显然医生是为了赚钱很不负责。

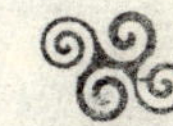

近视眼600度以上就有遗传的可能了，虽然目前的研究还说不清楚遗传比例有多大。但从统计学上可以发现，父母两个人都是高度近视眼的话，孩子高度近视眼的发生率会很高。

六、手术后近视还会复发么？

手术后复发的比例是非常低的，600度以下的近视复发率比较低，但高度近视眼就有一定问题了。就跟我们说的矫枉过正一样，竹子弯得越厉害，掰正的时候就要掰得要过一点，放过来它有一个回弹。高度近视眼切下组织以后，有一个恢复原状的能力，这样就能让他屈光回退，手术刚做完的时候可能是1.0、0.8，还很不错，但是半年以后再来查，往往就到了0.6、0.7，这就是伤口愈合造成的。这个情况发生率一般也就5%，有的特别高度的近视有到10%的发生可能。还有一种情况就是，术后用眼还是不注意，还是长时间地看书、玩电脑。所以，预防近视的发生和复发都要讲究用眼卫生，一定要用眼一小时后休息10分钟。

佟彤说：很多家长觉得看电脑比看书要费眼睛，其实不是电脑和书对视力影响有区别，而是因为孩子看电脑时往往比看书集中，会不眨眼地盯着看，所以视力更容易疲劳。如果书也读得那么集中的话，眼睛的损伤也不能低估。

七、近视手术到底有没有风险?

打个比喻，眼球就是球，分三层，最外层就是角膜、巩膜，中间一层是血管膜，叫色素膜，最里面一层是视网膜。视网膜是我们照相机的底片，眼球最前面透明这块叫角膜，在眼睛的最表层，我们做手术是在眼睛的最表层的角膜做，对眼球里面的结构没有干扰，所以手术还是非常安全的。

具体一点讲，角膜基质是角膜最厚的一层，在这个基质上，用激光给你磨出一个镜片，这个镜片和你近视的度数是一致的。

摸一下你眼睛的镜片，中间薄，两边厚，激光就是在角膜上把中间的这块打薄，打出这个形状和你戴的镜片类似，再把打磨好的角膜瓣贴上去，视力就得到矫正了。

近视手术切的角膜瓣只有 0.1 毫米，非常薄，对眼球的主要结构没有干扰和破坏，当角膜瓣愈合以后，眼睛就没有任何问题了。目前这个手术在我们国家已经推广了十几年，卫生部监管非常严格，所有做这种手术的医生必须是通过卫生部大型一级设备考试出来的，如果去一家正规医院做手术，风险还是非常低的。

现在的视力矫正手术不仅能做近视的，散光、老花都可以做，根据机器的软件设计不同而定，大医院的机器会更高级一些。拿远视为例，矫正的范围很重要，如果把远视全部做掉的话，反而会造成他看东西不舒服，这就要靠医生的经验了。

虽然现在的手术是通过机器做，有计算机控制，但医生的经验仍旧很重要！好医院、好医生肯定更保险。

八、一次近视手术需要多长时间?

有句话叫“功夫在诗外”,做近视眼手术之前,我们要做详细的检查,大概得查半天时间,检查的项目非常多,是在给你眼睛做彻底体检,看你的眼睛到底适不适合做手术,估计一下术后的视力大概是多少。经过详细检查以后,病人回家要点消炎药,做手术前的准备。医生会发给他一个小册子,告诉他自己怎么配合。真到手术了就非常快了,在手术台上的时间也就10分钟,手术做完以后戴一个透明的眼罩。

人们有一个错误观念,做完手术以后要紧闭双眼,这也是不对的,做完近视眼手术以后,患者如果不感到难受应该睁着眼,这样可以从空气中吸收更多的氧气,有利于角膜的恢复,紧闭双眼反而不利于恢复。

九、手术后多久能正常工作?

一般建议患者在两个星期以后再去阅读、看书、写字。毕竟是个伤口,需要有恢复的过程,在伤口还水肿的时候,看东西肯定会发花、不舒服,这是很正常的,过一段时间就缓解了。

需要注意的是,看电脑或看书一个小时后一定要休息十分钟,一定要注意劳逸结合。看近的东西时,要动用眼睛调节的力量,通过睫状肌收缩、晶体形状改变,才能看清楚。如果不休息,睫状肌持续收缩,会造成痉挛状态,即使再看远处,睫状肌也不能完全放松,不能恢复原位,这样还会造成近视逐步加深,造成手术后的近视回复。

佟彤说:长期戴眼镜的人眼睛都有些变形,这是因为框架眼镜的局限性影响了眼睛周围的肌肉运动。摘掉眼镜后,视野会改变,肌肉的运动也会因此逐渐恢复,变形可以逐渐消失。

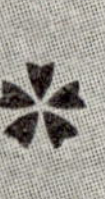

十、弱视有没有补救的办法?

弱视就跟小孩得了小儿麻痹症一样,手脚都在,但是没有力气。弱视就是说小孩儿的眼睛可能有远视,这样光线聚焦不到视网膜、黄斑区,这样黄斑区得不到锻炼,就像胳膊腿始终绑着,一直没动,肌肉就会萎缩。所以,弱视的孩子即便戴上合适的镜片,视力也达不到0.9以上。

弱视孩子的治疗要尽早,12岁以前,视觉还在发育阶段,可以通过戴隐形眼镜,做弱视训练把视力提高上去,而且绝大多数人都可以提高上去,关键是家长要引起重视,一定要去正规医院做弱视训练!好好训练就没问题!

佟彤说:北京同仁医院就有专门治疗儿童弱视的医生,孩子如果有问题要早点和医生联系。

怎么治也治不好的口腔溃疡

名医华红

北京大学口腔医学院中医黏膜科主任医师、副主任。国际牙科研究联合会会员,中华口腔医学会会员,中华口腔医学会口腔中西医结合学组副主任委员。年诊治各类口腔黏膜病患者约4000~5000例次。在疱性疾病、口腔性病、干燥综合征等口腔疑难病等方面具有特长。

||你知道么?

1. 复发性口腔溃疡可能和一种免疫性疾病“白赛氏病”相混淆。
2. 用中药治口疮时需要辨别“实火”和“虚火”。

3. 口腔溃疡需要复合维生素治疗，被老百姓称为“黄药片儿”的维生素B2(即核黄素)更适合治疗的是唇炎、口角烂类口腔炎症。

佟彤笔记

小时候，有个和我家很熟悉的叔叔去世了，因为得的是“口腔癌”，那是我第一次知道口腔也会长癌。从父母的谈话中我隐约知道，那个叔叔早就是长期的口腔溃疡了，因为始终没治好所以癌变了……这件事一直是我心中的阴影，使我一直对超过一个星期不愈合的口腔溃疡分外害怕。和华红医生聊天之后知道，口腔溃疡和口腔癌确有关系，我的害怕不无道理！而同样从小时候就知道的吃“黄药片”(就是维生素B2)，吃“去火药”能治口腔溃疡的“民间疗法”，却被这个口腔黏膜病专家认定是错的！

华红是北京大学口腔医院的“中医口腔黏膜科”的主任医师，虽然学的是西医，但用起中药来却十分娴熟，因为到目前为止，看似普通的口腔溃疡还是因为原因不明所以治疗起来很让人棘手，只能“中西合璧”。下面就让我们来听听华红医生对这个问题有什么独到见解。

一、口腔溃疡能有多严重?

在临床上见到的最严重的口腔溃疡，愈合后整个口腔黏膜，包括颊黏膜、上下唇黏膜，包括咽部软颚的黏膜也出现了大量的斑痕，造成了组织的缺损、挛缩，病人连进食和说话都困难，属于“重型口疮”了。

但这种巨型溃疡我在临床上工作十几年，见到了不多于10个病例，它们的创面比较深大，一般大是超过5毫米以上，有的甚至达到1到2厘米，而且深度达到黏膜下层甚至基层，愈合时间比较长。轻型溃疡一般是7到10天愈合，重型的可能要几周甚至几个月的时间才能愈合，愈合以后会造成口腔黏膜形成结疤。

这里谈的主要是“复发性口腔溃疡”，因为到现在为止，它的发病原理还不清楚，所以很难找到特效药，也算是疑难病了，但比较常见的“复发性口腔溃疡”还是比较轻的，80% 的口腔溃疡属于轻型，一般溃疡的数目不超过 5 个，溃疡的大小一般是绿豆大小左右，直径不超过 5 毫米。创面比较浅，呈圆形、椭圆形，经过 7 到 10 天的时间就可以愈合。

还有一种是“口炎性口腔溃疡”，和轻型比较起来，数目明显增多，可以是十几个到几十个不等，但是溃疡的大小比轻型的要小，只有米粒大小。

“疱疹性溃疡”也常见，这种口腔溃疡类似于疱疹，病人会带有一些全身症状，比如低热、颌下淋巴结肿大，要比轻型的要严重。

佟彤说：为“口腔溃疡”专门在口腔科里再设一个“口腔粘膜科”，可见这种“小毛病”的复杂和难治。作为全国唯一的，也是最权威的“口腔黏膜科”，北京大学口腔医院的“口腔黏膜科”却冠上了“中医”二字，这在西医医院里是少见的。很显然，口腔溃疡这类疾病不是局部治疗可以解决的，即便是西医，也因此认同了中医的全身调理。

二、口腔溃疡不全是上火所致

实际上，口腔溃疡不是一种独立的疾病，可以由很多原因引起，和全身的状态有关，比如说感染因素，像我们比较熟悉的，发烧以后嘴巴烂了，“上火”之后嘴里长口疮了，就是病毒引起的一种感染性疾病。

还有一类，由于免疫因素所引起的口腔溃疡，比如临床上不太常见的“白塞氏病”，就是一种免疫疾病，它口腔的表现也是典型的口腔溃疡。

还有创伤引起，比如孩子有一些不良的习惯，咬唇、咬牙都会造成溃疡。另外，老年人牙齿的残根、残冠，或者假牙的挂钩不合适，很长时间没有更换，成为一种不良刺激留在口腔里，对口腔黏膜造成损害，引起口腔溃疡。

最麻烦的应该是“复发性口腔溃疡”，在一般人群中，有 1/3 的人都有过口腔溃疡的经历，它的发病原因不很明确，和很多因素有关，治疗时要根据不同原因区别对待。

在糖尿病患者口腔黏膜的损害的研究课题中，研究者发现，糖尿病患者口腔溃疡比较频发,这和糖尿病病人唾液的 PH 值的降低有关。所以,除了积极治疗控制糖尿病外,这类病人还需要让口腔保持清洁。

口腔溃疡的原因:

1. 和胃溃疡、十二肠溃疡有关。

2. 吃了上火的东西,引起中医讲的"食火"。

3. 儿童偏食,营养吸收不均衡,缺锌、缺铁或者缺少维生素。

4. 女性月经之前,雌激素水平的变化。

5. 遗传因素。据国内外的调查研究所显示,如果父母双方都有口腔溃疡的话,子女有 50% 的几率患口腔溃疡;如果父母都没有口腔溃疡,子女的发生率只有 10%。

6. 免疫功能低下的人群。

7. 全身性的疾病:比如贫血,粒细胞减少。

8. 精神压力:学生在考试前,工作压力大的职业,经常熬夜。

三、很小的孩子也会得口腔溃疡?

来我们医院看病的孩子有的才三四岁,口腔溃疡几个月了,反复不断,在舌头前半部,大的时候要到 1/3 的舌头,这种总是在一个地方复发而且持续很长时间的溃疡,就要考虑孩子是不是有不良习惯,比如老拿舌尖与牙齿磨损,如果这个毛病不改,仅仅依靠大夫治疗很难获得满意的效果。还有可能是遗传因素,遗传因素在复发性口腔溃疡当中占有很大的比例。同时,孩子偏食,容易造成营养吸收不均衡。体质比较弱的孩子也容易发生口腔溃疡。

可以带孩子到儿童医院做一下微量元素的检测,看看到底缺哪种元素,很多孩子经过检测以后发现缺锌,有针对性地给他补锌以后,口腔溃疡就会明显地好转。除了补微量元素以外,还可以补充多种维生素,比如说复合维生素、维生素 C,都会对口腔溃疡有一定的帮助。

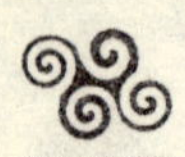

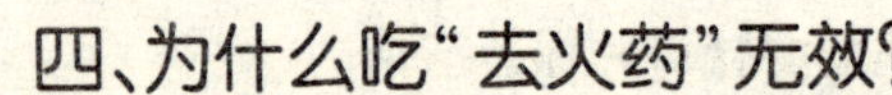

四、为什么吃“去火药”无效？

从中医角度讲，口腔溃疡确实和“火”有关系，但一种是“实火”导致的口疮，一种是“虚火”导致的口疮。

“实火”口疮一般见于比较青壮年的患者，溃疡发作的程度比较重，数目多，溃疡周围黏膜充血、水肿的范围也比较广泛，红得比较厉害。

这种病人的舌头的舌质一般比较红，舌苔比较黄、厚，可以用“黄连上清丸”、“新清宁”之类的去火中成药，我们医院也有针对这种实火自制的“口炎康冲剂”。

“虚火”口疮会长期反复发作，而且患者体质比较弱，还可能出现头晕、目眩等，溃疡的数目不是很多，舌质比较淡白，舌苔比较薄。

像“六味地黄丸”、“口炎清冲剂”，都可以用于虚火性口疮，我们医院针对虚火口疮的制剂叫“滋阴清热冲剂”。

需要注意的是，复发性口腔溃疡的人一定要均衡饮食，多吃一些富含维生素的食物或者蔬菜、水果，少吃辛辣、刺激性的食物。除此之外，还要注意调整生活的节奏，避免过度紧张，尽量不熬夜或者少熬夜，保持足够的睡眠，保持心情愉快、乐观开朗。

佟彤说：新生儿，特别是出生一个星期以后的早产儿长“口疮”，先别往大人的口腔溃疡上想，要想到新生儿特有的“鹅口疮”。这是由白色念珠菌感染引起的，孩子特别虚弱、营养不良、腹泻或因感染而长期应用各种抗生素或激素都可能引起。“鹅口疮”和奶斑很像，黏在口腔壁上，如果用棉签能擦掉则为奶斑，擦不掉的就可能是“鹅口疮”了，孩子会因为疼痛而拒食。如果有此嫌疑，需要到儿童医院确诊。

五、西医对口腔溃疡有什么药?

很多人长了口腔溃疡之后吃。核黄素”,就是维生素 Bz,老百姓叫它“黄药片儿”。实际上,维生素 B:缺乏所导致的是口腔病损,它适合治疗的是一种炎症,比如唇炎、口角烂,而不是口腔溃疡,口腔溃疡的病人最好是服多种维生素或复合维生素,不是单纯的维生素 Bz。

至于药物,现在常用的是“左旋咪唑”。

这是一种比较老的药物,原来用于驱虫剂,后来发现这个药物有其他方面的作用,可以免疫调节,而且没有明显的副作用,只有很小一部分患者长期应用以后白细胞降低。

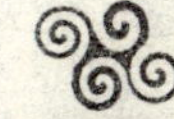

频发口腔溃疡的患者可以选择这个药物,经过国内和国外大量的临床观察,已经证实它治疗频发口腔溃疡非常有效。这种免疫调节药物用的时间相对要长,一般要用1到6个月的时间,服用的方法也比较特殊,需要的时候医生会详细地嘱咐给病人,而且要定期监测白细胞的变化。

我们在临床上碰到一类病人,一得口腔溃疡就去输液,特别是伴有淋巴结肿大或者低热的症状时。其实,这种情况下先要验个血常规,如果确实有炎症存在,可以配合全身的抗炎治疗;如果白细胞不高,就不要用抗生素,可以服用清热解毒的中药。长期滥用抗生素会导致口腔的菌群失调,出现念珠菌的感染。

有的病人来医院找我,说他口腔溃疡的同时发现了白念珠菌、热带念珠菌感染,他就问我们是不是病情变得复杂了?其实,口腔溃疡和念珠菌感染是两种独立的疾病。这个病人可能也是刚巧同时患有这两种口腔黏膜病,也可能是滥用抗生素的结果,但实际上是两种独立的疾病,不会互相转换的。

六、口腔溃疡用什么外用药?

口腔溃疡的治疗基本上分为两大部分:一个是局部治疗,就是外用药,一个是全身治疗。

局部治疗的话，首先要保持口腔清洁，可以用消炎的漱口水漱口，很多医院可以买到，也可以用一些淡淡的盐水漱口，能起到消炎的作用。

还可以选用药膏、药膜来隔绝外界刺激，保护疮面，促进疮面的愈合。现在药店有售的比如“双料喉风散”、“养阴生肌散”，都可以用于口腔溃疡治疗，是历史很久的传统中药了，效果非常好。

口腔的局部用药存在的问题是会随着口水被吞咽，所以要多次、反复地上药才能起到效果，一天建议患者至少用一到四次，以保证效果。

相比来说，可能在局部停留的时间膜剂要比散剂时间长一些，效果会好一些，比如“洗必泰溃疡膜”。

佟彤说：以前有人介绍偏方，将瓶装的“庆大霉素”注射液，抹在口疮上，最初的时候真管用，慢慢地就失效了，这可能就是华医生讲的，口腔溃疡并不是感染，最多是合并轻微的感染，消炎药把最初的炎症控制之后并不能改变导致口疮的根本问题，所以最后还是不管用。后来，有人推荐将“六味地黄丸”的水丸含着，尽量和口腔溃疡的疮面接触，确实比“庆大霉素”管用，可能“六味地黄丸”和复发的溃疡对症了，复发的溃疡属于虚性的多，“六味地黄丸”在中药里是治疗阴虚的药。

七、长期不愈合的口腔溃疡会有癌变的可能

口腔的肿瘤，有的表现为肿块，有的表现为溃疡，但跟我们谈到的“复发性口腔溃疡”是完全不一样的。一般说来，这种癌性溃疡病程比较慢，多见于50岁以上的人。

口腔肿瘤一般都有一些不良因素，比如说装假牙了，但不合适，始终摩擦假牙周边的黏膜，时间很久了始终没有恰当的治疗，确实会对黏膜造成不良的损害，是个危险的隐患。

如果是癌性溃疡，一般病程比较慢，而且经过治疗后没有明显的好转，

这就需要引起高度注意，必要时，要在创面局部取病理组织，明确口腔溃疡的性质。一般来说，口腔溃疡和口腔癌用肉眼观察就可以看出区别。

佟彤说：现在的口香糖广告都说自己可以清洁口腔，事实上，普通的口香糖带来的清洁、清凉的感觉，只是给口腔溃疡的愈合提供了一个良好的环境，但是可能达不到治疗的目的。

复发性的口腔溃疡的特征一般可以用四个字来形容：红、黄、凹、痛。这种溃疡一般是圆形或者椭圆形的，绿豆大小。“红”就是在溃疡的黄色的伪膜周围，有一圈充血的红晕；“黄”就是在这种溃疡表面一般有一层黄色的伪膜，用力擦是可以擦去的；“凹”因为口腔溃疡是上皮完整性破坏以后形成的病损，所以创面往往低于周围正常的口腔组织，微凹于正常组织。这类溃疡主要症状就是疼痛，虽然是小病，但是严重影响生活质量，不能品尝美味佳肴。

癌性溃疡也有一些特点，典型的叫“菜花样”。一般情况下这种溃疡比较深大，形状不是很规则，它表面有一些颗粒状的增生。在临床上如果触诊的话，可以发现它的表面是发硬的，而且很长时间不好，不管是上医院还是自己采取一些治疗方法，如果治疗两周左右没有明显的好转，就一定要提高警惕。

口腔溃疡不是个局部问题，会涉及到全身，比如和免疫有关的“白塞氏病”，甚至血液病，在最初也都可能是口腔溃疡，很多人因此误诊。

先说“白塞氏病”，“白赛氏病”的表现就是口腔溃疡，跟复发性的口腔溃疡完全一致。需要注意的是，除了口腔溃疡以外，还可能出现全身的多个系统的病变，最常见的是眼睛的病变：早期的是结膜炎、角膜炎，眼睛发红，进一步发展比较深会出现典型的虹膜睫状体炎，严重的“白赛氏病”可以造成患者失明。

除了眼睛的病变以外，白赛氏病人还可以出现皮肤的症状，典型的是“针刺反应”阳性。打针以后，这种特殊类型的病人会在针眼的部位出现水

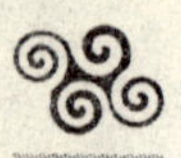

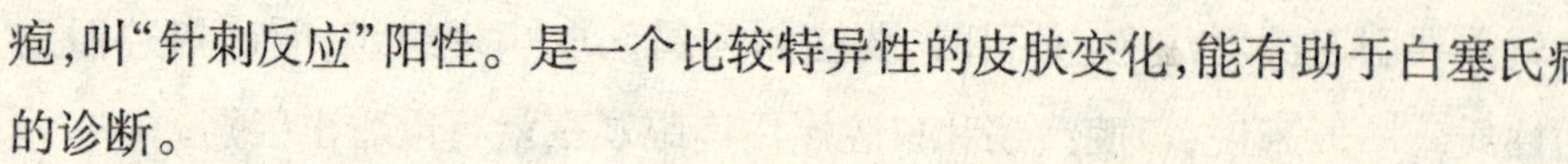

疱，叫“针刺反应”阳性。是一个比较特异性的皮肤变化，能有助于白塞氏病的诊断。

白塞氏病除了眼睛和皮肤的表现以外，还可以出现外阴的溃疡，它的发作频率比口腔溃疡低，但溃疡面积大而且深。

如果单纯从口腔表现来看，白塞氏病和“复发性口腔溃疡”很难鉴别，几乎完全一样，所以如果是复发的口腔溃疡病人，脑子里要多一根弦，看看会不会有别的问题，医生问诊的时候也要询问一下，除了口疮病变以外，有没有皮肤的病变、眼睛的病变以及外阴的病变。

血液病的病人在疾病过程中也会出现牙龈的肿胀，口腔黏膜的溃疡。我们在临床上也碰到了这样的病例，一个小伙子，口腔里经常出现深而大的溃疡，为此来医院就诊。我们发现这个病人脸色苍白，就要他做了血常规检查，结果发现他的白细胞、红细胞以及血小板都有异常，经过血液科进一步诊断，最后确认是“白血病”！

佟彤说：如果你是女性，又有上述的症状，怀疑有白塞氏病的话，不要去看皮科和口腔科，要去挂免疫科的号，北京协和医院、北大医院的免疫科都是这种病的权威。和男性相比，女性患这种免疫性疾病的几率更高。

不要因为排毒而中毒

名医姜良铎

中国首届中医专业医学博士。博士生导师，享受政府特殊津贴专家。排毒养颜胶囊发明人。教育部21 1工程重点学科带头人，国家药品监督管理局药品保健食品评审专家，中央保健委员会专家，北京师范大学、台湾长庚大学、中国医学科学院药用植物研究所客座教授。

||你知道么?

]1. 排毒的中药使用失当会引起中毒。

2. 大便保持两天三次最适合避免毒素的蓄积。

3. 绿豆汤冲鸡蛋是很好的“去火解毒”食疗方。

佟彤笔记

虽然“排毒养颜胶囊”热卖了多年,但作为发明人,姜良铎博士仍按部就班地每天出门诊,看各地找来的疑难病人。他再次成为新闻人物,是因为收治了一个因为吃“解毒”药中毒的女病人。她才二十几岁,因为经常上火就自己吃了四年的“牛黄解毒”……逐渐地,她发现自己的前胸和后背皮肤出现一片一片的黑迹,而且皮肤粗糙,足底还长出一个个像小瘊子一样的硬痂。但她并没把这种变化与“牛黄解毒”联系起来,直到她因为查不出原因的严重腹水,在北京中医药大学东直门医院找到了姜良铎,才知道她是因为“排毒”而中毒的!

不能不说,“排毒”二字算得上最早成为时尚的医学词汇了,而且广泛出现在美容院、健身房乃至饭店的宣传用语中,因为“毒”的存在直接影响人的健康、容颜,后者更使在意自己形象的女性兴趣倍增,但也就是在这场“人民运动”中,“毒”的正确含义和排除方法被曲解了,上面那个中毒的女病人只是极端的一例。姜医生在下面的内容中会为你扫除很多排毒误区。

一、身体里真有那么多“毒”需要排么?

“排毒”是现在很时尚的词,这个“毒”包括“内生之毒”和“外来之毒”。“外来之毒”就是指环境中的毒素,包括大气污染、农药残留。“内身之毒”主要是自己体内产生的代谢废物,都对人体有不利的影响。

在当今社会条件下,“毒”确实已经作为一种病因存在着,所以,我从多年的临床医疗上总结出一个经验,全面地说应该是"排毒"、"解毒"、"调和"和"补虚",这才是正确的治疗和养生,不是仅仅排了毒就能养生的。

中国在金元时期有"金元四大家",其中的张子和是最先主张通过出汗、呕吐,通过泻下的办法来治病的,看起来他的做法有点极端,但是非常有道理,因为排出体内的毒素对治疗非常重要,所谓"以攻为补"就是这个意思,把脏东西排干净了,人体自身的正气就恢复了,相当于进补了。当然,现代和古代不同,单独地用上吐、下泻的办法肯定不行,病人也不干。

关于"排毒",我最早发表的论文是《从毒论治》。我的观点是,正常情况下,我们的体内本身就有一个"排毒"、"解毒"体系,如果排出通道有障碍,就会闹病。中医有一个观点,"通则不痛,痛则不通"。什么不通?就是生物管道不通,所以医生也就是一个"管道工",把管道打通,毒素可以排得出去,身体里没"毒"了,病也就好了。从这个意义上说,医生治病就是要设计一个排毒、解毒的管道,维持人排泄体系的通畅性,如果这个人出汗不畅,大小便不通畅,健康肯定就受到威胁。至于是不是需要排毒,是有明确症象的。

佟彤说:张子和又名张从正,是金元时期人。他因为医术高做过皇帝的御医,但这人很有个性,很快就因为委屈不了性情,拂袖离去。他的治病方式和他的个性也很像,用药大刀阔斧,主张用出汗、泻肚甚至呕吐的方法,把身体里的"毒"排出去。之所以如此,也是因为当时的人嗜补,只要治病,不问虚实,一通儿温补,和现代人的营养过剩有几分类似。但即便是好东西,消化不了,过剩了,就会转化为毒,不泻不吐,蓄积在身体里的毒就出不去。

体内毒素蓄积的信号

1. 头晕,头痛,烦躁不安,精神不能集中。

2. 疲劳乏力,昏昏欲睡。气短,面色无光泽。

3. 食欲不振、口臭、腹胀、腹痛、便秘、排便费力或不爽快。

4. 皮肤色素沉着，皮肤干燥，脱发，臭汗，过早衰老。

只要有上述几组症状中的1~2个，就说明体内已经有毒蓄积，需要及早治疗调理。

二、不正确的排毒危害多多

我曾经治过的一个病人，是个20多岁的女孩儿，她以为“牛黄解毒片”排毒很好，顾名思义吧，就一直吃这个药，结果吃了三年，吃到最后中毒了。来看病的时候，她的血液里砷的含量大概是正常值的50倍！

当时我对她说，你给我写一个详细资料，曾经吃了什么，喝了什么？她写完以后我拿来一看，好家伙！她曾经在一个礼拜中，吃过200片牛黄解毒片！几年下来吃了四万多片。来找我看病的时候，皮肤都发黑了，有腹水了，情况很不好。

现在的“牛黄解毒”有两种方子，一种是不含雄黄的，一种是含雄黄的，她吃的是含雄黄的，就是含砷的。正常情况下，隔三岔五地服用含有雄黄的应该也没有问题，她错就错在长期服用，即便没雄黄，任何药物都有副作用，都不能这样不停地吃呀。这个孩予后来经过中医药的治疗，主要是解毒方法，用到了绿豆、甘草，治了几年，现在终于没问题了。

很多人知道要保持大便通畅，所以喜欢用大黄去泻。大黄也确实是一味很好的中药，但是要在医生指导下使用，自己用的话，难免会过度，比如说单一味大黄用时间长了，会引起继发性的便秘，因为肠道变“懒”了，产生依赖了，物极必反。

而且引起便秘的原因很多，不是只靠大黄就能解决的，比如脾。肾虚导致蠕动无力的便秘，就要辨证治疗，需要用生白术、瓜蒌来帮助排便。白术是补药，这是因为这种便秘是虚性的，是补而通之。还有蜂蜜、香油，也属于能促进肠道蠕动的食物。

根据我临床观察，人一天大便两次，或者两天大便三次，一天不超过三次，比较适合现代情况。

常见的含砷的中药

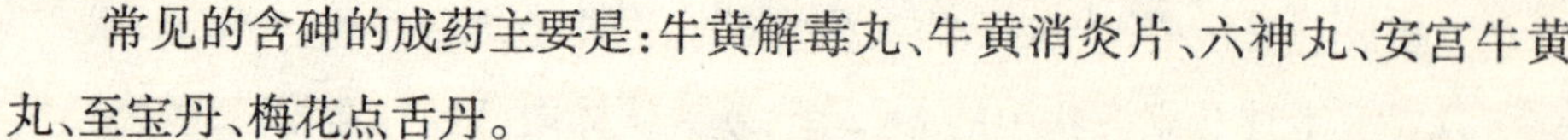

常见的含砷的成药主要是：牛黄解毒丸、牛黄消炎片、六神丸、安宫牛黄丸、至宝丹、梅花点舌丹。

> 佟彤说：“生白术”治疗虚性便秘非常有效，以前中国中医科学院有个专门研究脾胃的中医，现在去意大利行医了，我跟她实习的时候记得她常用治疗便秘的方子很小，就生白术、肉苁蓉、升麻三味药。她每次都嘱咐病人，一定要和药店要“生白术”，否则就没效果了。中医开方子的时候，如果只写“白术”的话，一般是炒的，如果是生的，一定要特别注明“生白术”，药店抓药的时候时候才会给你抓生的。虽然生的和炒的都有健脾作用，但在治疗便秘上却有显著差异。

三、所有的痤疮都适合用“排毒养颜”么？

“排毒养颜胶囊”主要是西洋参和大黄相配，一个是补气，一个是“解毒”。如果你有痤疮，同时伴有大便不通，吃一点“排毒养颜胶囊”确实合适。要达到大便一天两次、两天三次的程度，维持到火气下去之后，痤疮就会减少一点。

一些长痤疮的女孩子，还有月经不调的问题，来月经之前乳房会胀痛，同时还有痛经，就不适合用“排毒养颜”了，药店里有一种中成药叫“加味逍遥丸”，是非处方药，适合这种女孩子，因为她们属于肝气郁滞。

假如有痤疮同时还伴有浑身发痒，可以配合一点中成药“防风通圣丸”，但也不能过分服用，可以吃上两个星期，停一个星期；也可以隔一天吃一次，隔两天吃一次，最好能达到大便一天两次或者两天三次，保证体内的毒素能及时排出就够了。

如果痤疮红肿得严重，甚至火热地疼，可以服一点“连翘败毒丸”，也是非处方药，败毒的作用比较大，服药的同时一定不能再吃“麻辣烫”、海鲜、牛羊肉这类发物，否则败毒丸也没用。

特别需要提的是，要想排毒，一定要多喝水，因为水是载体，可以排出毒素。

佟彤说：如果痤疮红肿得厉害，可以在睡觉前在红肿的痤疮上涂一点牙膏，早上的时候彻底洗掉，牙膏中的清凉成分可以明显地减轻炎性状态，但这只是局部地治标，治本还要通过药物彻底排毒。

大家会问，现在水的名目那么多，喝什么合适？其实普通的白开水就可以，茶水最好。

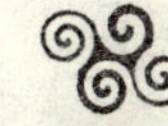

四、“排毒”的疗法可以四季通用么？

“排毒”、“解毒”是人身本身具有的功能，一年四季都应该保持生物管道的通畅，但是，根据四季特点的不同，吃药养生也各不相同，排毒也会有所区别。

春天气候比较温和，风多、干燥，要特别注意多喝点水。以前流行每天喝8杯水，一听觉得很多，其实是把果汁汤水都包括在内的，千万不能等到渴了再喝水。

多喝“海带绿豆汤”，海带中的胶质成分能促进体内有毒物质的排出；绿豆性凉，可以清热解毒。这种汤好喝又有益，还没有泻肚的痛苦。另外，还可以加薏米，它有很好的去湿作用，加在一起煲汤，能给毒以出路。

春天的锻炼要遵从“春捂秋冻”的概念，春天的温度比夏天还是凉很多，出汗过多会使毛孔张开过大，凉湿之气会乘虚而人，诱发感冒和其他疾病。所以，春天锻炼要等到微微发热才减衣服，春天的“捂”比“脱”更保险。如果在春天得了感冒，需要在方子里加桑叶，帮助出汗“排毒”。

夏天湿热较重，很多疾病是空调造成的。过去医院五六月份的时候，基本匕没什么病人，是淡季，可现在这个时期的病人突然多了，为什么？都是空调惹的祸。

夏季的时候，人体气血都向外，应该出汗把代谢的废物排出去。有了空

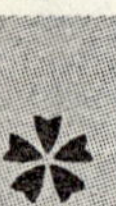

调之后，把夏天该出的汗给闭回去了。所以夏天的感冒适合用一些化湿热的，比如“藿香正气”，能清化湿热。在饮食方面要清淡，多吃冬瓜，保持小便的通畅。

> 佟彤说：很多专家都在提示不能等到口渴再喝水，等口渴的时候再喝水已经晚了。这个说法确有道理。人之所以口渴，是因为血浆晶体渗透压升高之后，使口渴中枢的神经细胞脱水，从而引起渴感，也就是说，感到口渴时身体已经处于轻微失水的状态。

秋天燥气大，燥可以引起肺、胃的不适，大便不通会经常发生。夏天转为秋天之后，皮肤更容易产生毒素，秋天的水果是皮肤最好的“清道夫”，苹果、梨、桃、香蕉、葡萄都有良好的排毒作用，所以我称秋天是“自然排毒的季节”。秋天要保证每天吃一个水果，什么都行，同时，为了减少干燥，可以用百合煮梨皮。

注意！这里要的不是梨肉，而是梨皮！把梨的心去了以后用外边的那部分和百合共煮后食用，这样才更有效！

在秋天，可以每周蒸一次桑拿，以加快新陈代谢，排除毒素。在浴前喝一杯水加速排毒，浴后喝一杯水补充水分，同时排除剩余毒素。

在快进入冬季时，要适当减少剧烈的户外活动，改为慢跑和快走，而且最好在下午进行，因为上午人的阳气弱，卫外的力量不足，这时候锻炼容易让外邪趁虚而人。

冬天屋里的暖气和屋外的寒气汇合，会导致外寒内热，人的血管也会收缩，所以高血压、冠心病都在此季高发。冬天的保养首先是不要着凉，但也要保持大便通畅，不要因为便秘使毒素蓄积，火气上来。

五、养生之道助排毒

也可以从“排毒”说起。能“排毒”的食物肯定是有助于废物排除的，比如说含纤维素多的食物，都有点“排毒”的作用。还有一些东西可以促进血脉流通，让管道通畅的，也能排毒。

具体地说，我觉得萝卜、绿豆就很不错，咱们现在食物中，绿豆解毒最好。我经常用的“去火解毒”食疗方，就是把绿豆煮了，煮到豆子还没开花儿的时候，上面是碧绿的水，用这个碧绿的水，冲生鸡蛋。

没有糖尿病的人可以放点糖，喝上两次，解毒去火效果非常好，对于春秋干燥带来的上火、干咳、口干、唇舌干燥很好。鸡蛋在中医中有滋阴泄火的功能，鸡蛋黄不等于胆固醇，含有更多的卵磷脂，一天不超过四个鸡蛋对胆固醇没太大影响。

把鸡蛋煮熟，鸡蛋黄拿来炒，直到出油，那个油对口腔溃疡效果很好。

关于吃，我自己总结出这么一句话，“少吃为养，多吃为毒”。要知道体重增加一公斤，心脏、肝脏、胃肠都要为养它增加成本。所以少吃很重要。我总结出几个数字：

65 岁以上的人吃 5 成饱。

65 ~ 55 岁之间吃 6 成饱。

55 ~ 45 岁之间吃 7 成饱。

35 岁时吃 8 成饱。

30 岁以前吃 9 成饱。

既不能少于 5 也不能多于 10。

除了吃饭，睡觉也要有讲究。所谓“日出而作，日落而息”，是说人体的活动应该和太阳同步，这是人类与生俱来的规律，是人类形成过程中养成的生物节奏。

现代人经常会过夜生活，晚上不睡，早上不起，这非常不健康。人最好睡“子午觉”，子时是夜里 11 点到 1 点，你夜里 11 点钟睡着的效果要高于第二天 9 点钟以后的。

佟彤说：国人忌口的胆固醇，其实既是细胞膜的重要成分，又是类固醇激素、维生素D及胆汁酸的前体，是机体必需的营养物质。国外就有调查发现，血浆总胆固醇太低，死于其他疾病的可能性就增加。我国的调查显示：当血浆总胆固醇≤140mg/dl后（我国将血浆总胆固醇≥180mg/dl定为正常血脂上限），老年人的预期寿命并没有增长。也就是说，在胆固醇这件事上，过分的忌口是防御过度。

三天饮食排毒消脂法

第一天

早餐:鲜奶麦片或者低脂鲜奶一杯,两片苏打饼干。

午餐:米饭半碗,水煮青菜牛肉半碟,鲜橙一个。

晚餐:米饭半碗,闷烧菜c盖上锅盖,用小火将蔬菜闷至熟)半碟,鸡肉少许,水果适量。

第二天

早餐:蔬菜果汁一杯,加一份水果。

午餐:加柠檬汁的生菜沙拉一碗,木瓜半个。

晚餐:闷烧菜半碟,香蕉…‘个,西红柿青菜汤一碗。

第三天

早餐:白粥半碗。

午餐:白粥一碗,加少许青菜。

晚餐:瘦肉粥一碗。

这是很有效的食谱,在连续几天的忙碌和晚睡之后,身体容易积蓄毒素,肠胃也不很舒服的状态下,给自己三天的休息时间,除了补充充足的水分和睡眠之外,吃得清爽也能使皮肤迅速恢复光泽。

这个排毒餐热量很低,会没体力,所以在家里实施更安全。

吃得好未必长得高

名医张知新

教授,主任医师,硕士生导师,中日友好医院儿科内分泌专病门诊主诊医生,中华中医药学会糖尿病学会委员。国家自然基金项目评议专家。长期从事小儿内分泌、遗传代谢病临床及研究,主持和参加多项国家级相关科研课题。

||你知道么?

1. 早长的孩子很可能是矮身材。
2. 晚上睡眠的时候才是生长激素分泌的高峰期。
3. 骨骺闭合后,绝对禁用促进生长的生长激素!

佟彤笔记

小时候,我的个子是班里最高的一个,小学五年级就已经一米六零了。那时候,我没少听到大人的担心:“早长个儿不好,早长的孩子以后高不了。”还好,我在这种议论声中顽强地长到了一米七零,在女生中始终是高个子,那个“早长的孩子容易个儿矮”的经验也被我否定了。

其实,那个经验之谈是符合医学原理的,而我,不过是早长的孩子中一个幸运长高的个案,之所以幸运,可能还和我长个儿的时候中国还没有富裕到让孩子营养过剩的程度有关……

所以,每天都在和矮孩子接触的张教授最想对家长说的一句话就是:想让孩子长高的话,就拿他(她)当穷人家的孩子养。关于身高问题,张知新医生有很多话要讲。

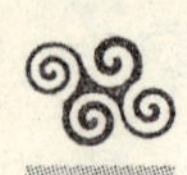

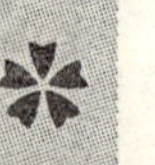

一、矮父母也能生出高个孩子?

首先我要强调一下,中国人成年的平均身高女孩为159.4厘米,男孩为170.3厘米。经常会有些男孩说:“我才171厘米,比同伴都矮,一定要治疗。”我只能告诉他:“你已经很标准的个子了,不能跟身边的同伴去比身高,正确的身高评价要依据同种族\同性别\同年龄孩子身高量表去比。”

有的父母矮,但孩子并不矮,只能说父母的矮是由后天因素导致的,他们实际上具有了高身材的基因,因为后天因素不利,没能把高身材体现出来,这样的话,通常不会影响他们下一代的身高。还有些孩子,后天的生长环境因素非常有利于他的生长超过遗传潜力,即便他的父母矮,他也依旧会长得很高,属于基因的“超水平发挥”。

大家就要问了,通过什么样的方式可以使高身材的遗传潜质发挥到极致?

生长的主要动力来自生长激素、甲状腺激素、性激素等,同时在一定范围内与营养有着密切关系。

二、想让孩子长高,就拿他当穷人家的孩子养

我们“小儿内分泌”门诊,常常会看到一些孩子性早熟或是青春早发育。

性激素在青春期发育以后的生长过程中,起着很重要的作用,除了促生长,还有促进骨骺闭合的作用。给这些性早熟的孩子拍个骨龄片子就会发现,骨龄比他的实际年龄明显提前,也就是说“13岁的孩子,16岁的骨龄”,这就会导致骨骺的提早闭合,最终长不高。

性早熟或是青春早发育的原因有些是因为疾病引起的,但更多的是和吃了不必要的“保健品”、“营养品”和含有这类成分的不安全食品有关,这类食品中所含有的类激素或是性激素之类的成分,同样可以促进或诱发性发育,使性激素过早分泌,骨骺提早闭合,缩短了骨骼的生长空间,如果是这样,这部分孩子的身高的加速就没法达到正常范围了,最终会导致“高小孩、

矮大人”的状况。

有一个13岁的男孩子，从小营养过剩，食物以肉类为主，还经常吃补脑、提高免疫的药品，在小学的时候孩子是班里的“大排头”，后来越来越矮，拍他的骨龄片子发现，他的骨骺已经17岁，接近闭合了。这就意味着当时1.5米的个子已经接近他的最终身高了，以后也达不到正常成年男性的身高了，家长和孩子都非常难过。

营养这东西在某些情况下可以促进身高的生长，但是过量了以后，反倒会加速他的性发育，性发育过早过快，就阻碍了他遗传潜质的发挥。除非有肿瘤，孩子的骨龄提前与性发育过快、过早不无关系。

所以，孩子的食品选择要慎重，高蛋白、保健品的补充一定要注意适可而止，我经常这样建议家长：把自己的孩子当穷人家孩子去养，就是这个道理。

三、“早长”的孩子长不高？

因为有的早长的孩子的骨龄，会比同龄孩子提前，比如说9岁的男孩子跟其他同龄的孩子比，确实高一点，但骨骼的真实情况一般家长是看不到的，需要拍骨龄片子，拍片子后就可以发现，这个9岁的孩子可能已经是11岁、甚至12岁的骨龄，但是，与真正的十一二岁的孩子比，他的身高又达不到那个正常身高，实际上是早熟的孩子骨骺会提前闭合，虽然早长，但最终身高会矮。

四、老话的“二十三，蹿一蹿”有道理么？

临床上看，确实有到23岁还能长个的，有一部分是疾病状态，还有一部分是家族性的体质性发育延迟，后者是一种正常的生长的变异。也就是说，他的生理年龄比他实际年龄要小，通常小1岁到1岁半应该都叫做正常。这样的情况下，别的孩子16、18岁闭合了，他可能长到20岁，也就是说生长的空间比别的孩子大，和早长的孩子正好相反。

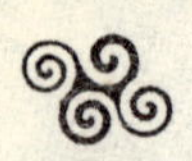

从理论上讲,骨龄闭合之前都有可能长个。骨龄发育延迟有可能与疾病有关,生长因素缺乏、甲状腺激素分泌减少等等,都可以引起骨骺闭合的延迟。

我看过一个病人,33 岁,身高只有 135 厘米,骨龄只有 12 岁,这是一种疾病的状态,生长激素缺乏导致他的生长速度每年不足 5 厘米,需要外加给他生长激素才能长起来。

新生儿出生时的正常身高,应该是 50 厘米左右。生后第一年通常要长够 25 厘米,第二年是 12 厘米,两岁后到青春发育之前,应该每年长 5 ~ 7 厘米,在青春发育开始的时候,应该比这个要多了,7 ~ 8 厘米或是更多。

很多家长并不关注孩子的身高,现在的孩子都穿校服,尺寸偏大,不容易发觉身高的变化。一般情况是,如果 2 ~ 3 年里那条裤子还能穿,肯定是不正常的。孩子两岁以后,以下肢生长为主,一年 5 厘米,裤子怎么也得短了。

如果出生时身高、体重低于正常孩子,我们叫做足月“小样儿”或宫内发育迟缓,两岁前如果没有追赶到正常身高,通常终身身高会受到影响,这些孩子如果想获得正常身高,需要及早进行干预。

孩子青春发育前,每年如果总是增高 1 ~ 4 厘米,肯定不正常,即使真的 23 岁能再“蹿一蹿”也追不上正常身高。青春发育的时候也一样,青春发育时叫“蹿个儿”,我们叫“生长加速”,有些孩子为什么矮?前面长得很好,开始性发育的时间也不早,比如女孩子 8 岁后开始乳房发育,男孩子 9 岁后开始睾丸增大,但并没有“蹿个儿”,还是每年 5 ~ 6 公分匀速地长,没有一个生长的突增,这样的孩子有些将来的身高也有问题。

五、孩子发育的关键标志是什么?

青春发育的时候,影响生长最主要的三种激素就是甲状腺激素、生长激素还有性激素。性激素在青春期发育以后的生长过程中起着很重要的作用,除了促生长,还会促骨骺闭合。所以家长对于孩子的性发育要非常关注,你要知道你的孩子发育的标志是什么。

很多孩子的家长跟我说，喉结长出来，变声了就叫发育吧！其实，那个时候已经接近发育高峰了。

临床上我们用一种睾丸器，可以形象地表现出男性从开始到成人期的睾丸发育。睾丸大小达到4毫升的时候，就开始发育了，长到16毫升的时候，通常会出现遗精，有点像女孩子来月经，到了发育的极期。

女孩子的发育，大部分是从乳房开始的，表面看起来胸部是平平的，摸起来里面有一个很小的硬核，最开始直径可能是0.5公分，以后逐渐增大。其中有一部分孩子是一侧乳房增大，然后再另一侧。

也有部分开始发育的特征是从阴毛开始，但部分阴毛早发育，合并有肥胖伴有黑棘皮症的女孩子，要警惕多囊卵巢的问题。

在孩子的成长过程中，生殖器的大小和异常发育，如男孩子的乳房发育，可能是生理性的，也可能与疾病有关，应该进行鉴别诊断，特别是不要造成对肿瘤和染色体等畸形、先天性遗传代谢病的误诊。

对于个子较矮的孩子，就要注意让他的性发育不要太早，关注他的骨龄是不是比他的实际年龄提前了很多，如果是，必要的时候为了他的生长，恐怕要抑制他的性发育。

如果女孩子很矮，除了考虑生长激素的问题，还要排除染色体先天畸形引发的矮小。家长通常觉得女孩子矮些无妨，到了十三四岁没有发育迹象时才来就诊，发现子宫卵巢没有或是发育不良，检查染色体核型，比别的孩子缺一条性染色体，这种孩子来就诊通常很晚。

这样的孩子叫“特纳综合征”或是“子宫卵巢发育不良综合征”，如果不治疗，会表现为矮小和性不发育，有些轻度畸形的孩子，不够典型，通常会因为闭经和不孕到妇产科就诊，但矮小的问题却失去了治疗机会。所以，对于发育不正常，如小乳房、月经不调等症状的女孩子，应该进行相关的鉴别，特别是伴有矮小的孩子，要先对身高进行干预，然后再对性进行替代治疗，否则就会失去对身高的治疗，使终身高在130～140厘米左右。

不管什么原因，只要是矮，或者在青春期以前一年长不够5厘米，青春期以后没有一个生长的突增，或者你去查同年龄、同种族的生长量表，你的孩子处于很低的水平、性发育过早或是过迟、家族性矮小、性发育异常、肥胖等症状,就应该及时的就诊。

环境雌激素是在制药、塑料制品添加剂、除草剂、垃圾处理等过程中产生的,因为存在于环境中,所以才叫环境雌激素,它可以直接或间接进入人体,对人的生殖功能影响最大。

1980 年,人们将大量化学结构与 DD"I、相似的杀虫剂倒人美国佛罗里达州的一个湖中,到 1985 年发现,湖中 90% 的短吻鳄消失了,而存活下来的雄性鳄的阴茎长度,只有正常鳄的 3/4,其体内睾丸酮含量显著下降。到了 1992 年,丹麦内分泌学家发表论文指出:过去半个世纪,男性精子数减少了一半,这些都是环境雌激素影响的。所以现在老说孩子早熟,但很少见男孩子早熟,一般都是女孩子,因为环境雌激素直接影响女孩子。所以北京儿童医院在全国第一个开了"少女妇科",就是解决女孩提前到来的妇科问题。

大家都有感觉,现在的女性显得比她们的母亲那一辈年轻很多,按说现在的女性比上几辈生活压力要更大呀,之所以年轻,可能是环境雌激素带来的唯一好处吧,害处也是显而易见的、妇科肿瘤,乳腺癌发病率的逐年增加,就是环境雌激素的影响。

六、抑制性发育的药物什么时候用?

如果这个孩子性早熟,比如很早就来了月经,但个子还很矮,医生会用一种抑制她性发育的药物,为的是防止骨骺的提早闭合,那种药不便宜。

如果是性早熟,骨龄会比实际年龄提前两年甚至会更多,假如正常女孩子长到 16 岁骨龄闭合,性早熟的孩子可能在十二三岁时骨骺就闭合了,闭合以后就没有生长空间了。

如果是性早熟,首先要鉴别疾病发病的原因,然后针对病因进行治疗。对于真性性早熟,通常我们就用 GnRH—a 的类似物,来抑制下丘脑一垂体一性腺的真性发育,使机体的性激素分泌恢复到发育前的水平,生长就可以恢复到青春发育之前的水平,让骨骺闭合的时间慢一点,给她生长的机会。

我最近还看了一个病人,用了大概一年多的药,一年之中骨龄没有加速,而年龄长了一年。这只是解决骨骺的提前闭合,但治疗时,如果身高增长也停止或是减少了，同时预测孩子的终身高很矮，就要考虑加用生长激素来促进他的身高的增长了。

七、身高和甲状腺也有关

在青春发育之前，能够促进生长的不仅有生长激素，还有甲状腺激素，所以需要鉴别矮小是生长激素缺乏造成的还是甲状腺激素缺乏造成的。如果是甲状腺激素缺乏，只要补充甲状腺激素，孩子很快就能恢复正常的生长。

两岁之内的孩子，如果是“甲状腺激素缺乏”（又称“甲减”），孩子通常会伴有智力低下。但两岁以后发生的“甲减”，通常就不会伴有明显的智力低下了。只是表现为生长缓慢、身高矮小、腿短和便秘、腹胀、食欲低下、少动、爱生气等症状。还有一些孩子伴有肥胖，贫血，所以有些“甲减”的病人经常会被误诊。

我有一个患者，大概 18 岁了，上了大学以后觉得自己矮小来就诊，以前他一直中度贫血，在内科按照缺铁性贫血进行补血治疗，但就是补不上来。而且一直便秘，吃了很多泻药才能保持大便畅通。

这个孩子胖胖的，上半身长，腿短，查了之后发现就是甲状腺功能不好，是“甲减”。补充甲状腺激素后三个月，贫血很快就治愈了。

甲状腺激素、生长激素的分泌和人的下丘脑也有关，如果下丘脑有肿瘤，或者在新生儿期曾经窒息引起过出血，或者得过脑炎，都可能引起下丘脑局部的损害，也都会影响生长。

甲状腺激素类似中药里的温补药，能使人兴奋，代谢加快。我们知道得“甲亢”的人一般都精瘦精瘦的，就是因为甲状腺激素分泌多了，病人虚性亢奋，把脂肪消耗掉了。所以，高明的中医治疗虚胖的人的时候，是不会用泻药的，而是用温热的补药，就是为了让虚胖的人的代谢加速，消耗掉脂肪，减肥实际是人为制造的“甲亢”产生的效果。

上海有个著名中医叫沈自尹，是中科院院士，他有个方子，现在还是四川太极制药的看家药之一，就是“补肾益寿丸”（胶囊），是治疗肾虚的，但很多人用它做减肥药用，很多有效的减肥药也和这个方子的组成很相似，尤其是对那些虚胖的，或者上了年纪之后的发胖，虽然胖但很怕冷，明显的肾虚。这种人如果想减肥，肯定不是泻肚减肥，而是补肾减肥。

佟彤说："甲减"在成人也常见，也叫"甲低"，是由于甲状腺激素分泌不足引起的，更容易发生在女性身上。

八、生长激素要慎用

分泌生长激素的垂体，如果长了肿瘤或者有先天性缺陷或是异位垂体等问题，可以引起生长激素的缺乏。如果上面的这些问题都不存在，检查手段也找不到原因，我们叫它做"特发性生长激素缺乏症"，不知道什么原因，就是生长激素分泌减少。

生长激素缺乏的话，确实就要补充生长激素，虽然现在价格还是很昂贵，但毕竟是一种行之有效的治疗方法，是"补其不足"。有些生长激素完全缺乏的患者，最好的，用上药之后一年能长 18 厘米，可以看到飞速的生长。

在骨龄没有闭合之前使用生长激素都可以长个儿。但年龄越大，体重也要长，花费肯定要更多，所以对这种孩子，最好能早发现、早就医。孩子出生的时候往往都是正常的，越长越矮，偏离了正常的曲线越发显著，但很多家长都在等着孩子是否晚长，等着 23 岁蹿一蹿呢，有时候就耽误了。

对于生长激素，有的家长说我有钱，非要打，但是，如果孩子的骨龄都已经快闭合了或者是闭合以后，生长激素就是绝对禁忌的！生长激素打进去以后，等于是大楼封顶了，剩余的材料就会被乱用，那样的孩子就会出现"肢端肥大症"。

如果发病在青春期前，孩子的骨头还能长，生长激素分泌过多或者补充过多就可能是"巨人症"；如果在青春期后，骨骺已经闭合了，生长激素的劲儿没处使，就会向肢端异常上长，就是"肢端肥大症"了。

佟彤说：大家比较熟悉“巨人症”，它和“肢端肥大症”都是生长激素过多引起的。这种过多可能是病人本身病理性地分泌过多，也可能是错误治疗导致的补充过多。

“肢端肥大症”的人有一种特殊面容：一般都是下颌增大，眉弓及颧骨突出，唇厚、鼻大、舌大，面貌粗陋，脸皮变得很粗厚，手足肢端肥大。即便不是医生，看到那种面相也会觉得不正常。

典型的生长激素缺乏有一个表现，这种孩子的脸都很幼稚——‘娃娃脸”。面痔比较多，肚皮都大大的，一般比较胖。但智力通常是正常的，8岁孩子的智力只有3岁的身高，让人觉得像个小大人似的，其实他的知识能力已经就是8岁了。

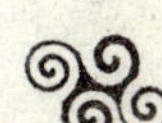

九、一天之中，什么时候是“生长激素”分泌高峰？

在长个儿的过程中，睡眠非常重要。关键并不在你睡的时间有多长，比如一天睡10个小时，但都在白天睡，同样会影响到生长激素的分泌，因为生长激素的分泌是脉冲式的，白天的分泌处于比较低的水平，夜晚才逐渐增多，午夜达到分泌高峰，就像月亮升起一样。所以，让孩子在10点以前进入睡，肯定会有利于生长激素的分泌，特别是小婴儿，长期夜里不睡会影响生长的。

晚上睡觉前给孩子喂水、喂奶，其实是不利于孩子深睡眠的。睡觉前进食，孩子不可能完全休息，胃要接纳食物、消化，小肠吸收，还要有肝脏、肾脏的解毒、排泄等功能，必然影响大脑皮层的深睡眠，从而影响生长激素的分泌。

再有就是运动，我们主张孩子一天保证一个半小时到两个小时的运动，包括跳绳、跑步、游泳、走步等。

十、补钙、献血对身高有影响吗?

骨骺没有完全闭合之前,食物对于身高的促进作用实际上是在一个有限的范围里,只要吃得均衡了,营养足够生长需要就行了。

经常有些病人因为矮小去补钙、补锌。其实生长就像盖楼一样,是一个复杂的生物工程,楼盖得很慢,是不是就一定是缺沙子、缺水泥呢？还可能是工人数量不足或是劳动效率低,或者是运送沙子、水泥的车不足,也会表现工地上原料的缺乏,但这时补充沙子水泥再多也无济于事啊！人体需要的建筑原料量是一定的,补充了过多以后,只能增加肝脏、肾脏的代谢、排泄负担。所以我们说,补充食物、包括微量元素要适可而止。补其缺而不能补其过量,现在媒体的宣传和广告夸大了钙、锌的作用,造成家长的错误认知,以为矮小就一定先补钙、补锌。

献血的年龄通常都是健康人群,18 岁以上,不可能找一个儿童去献血。女孩子骨骺闭合的时间是 16 岁,男孩子是 18 岁。比如献血的时候,可能影响到一些其他的问题,但不会影响身高的问题。

十一、增高药、增高鞋为什么无效?

如果拍了骨龄片子,证实已经闭合了,那就不可能再长了。对于骨骺闭合的人来讲,唯一的办法就是长骨的延长术,这实际上是破坏正常人健康的办法,目前已经不主张进行这样的手术了。其他方法的疗效应该是没有得到普遍认可的。

有很多打着保健品的旗号,号称能长高,这里有部分含有性激素或是蛋白同化剂,孩子骨龄没有闭合前服用,肯定是能长,但他长高的代价就是人长一年可能骨龄长两年,甚至长三年,等于把他的生长空间提前用完了,最终的身高还是变矮了。

如果已经骨骺闭合了,你再用这个东西肯定没有效果,反倒会引起很多副作用。

至于脊椎的过度拉伸，是要坚决反对的，为什么？我们正常的脊柱有生理弯曲的，就是说为了让人负重的时候减少对下一级颈椎的直接冲击，曲度会有缓冲的作用，是符合生物工程的一种生理现象。如果拉直了，身材肯定会长高，但这种代价是对人整个生理功能的一个破坏。

减肥：条条大路通脂肪

名医袁振芳

北京大学第一医院内分泌科副主任医师，医学博士，硕士研究生导师，中华内分泌学会青年委员。1991 年毕业于北京医科大学医疗系，1997 年获得北京大学医学部临床内分泌学博士，2002 年～2004 年留学日本获得日本德岛大学药理学博士，一直从事内分泌学、糖尿病与肥胖病的临床和基础研究。在核心期刊发表论文 20 余篇。

||你知道么？

1. 发胖源于我们独有的“节俭基因”。
2. 豆腐其实并不能减肥。
3. 女性的不孕经常从减肥开始。

佟彤笔记

第一次请袁医生直播的时候，她很瘦，我当时想，毕竟是内分泌的专家呀，知道怎么防范脂肪的增加，保持苗条。没想到，第二次直播时再见，她也没能免俗地胖了，我不由得想起了那句老话：“治得了病，治不了命。”在减肥问题上还真是这么回事，从基因上看，肥胖就是现代人的宿命。

远古时代，人类觅食困难，为了保存好不容易囤积下的能量，身体逐渐

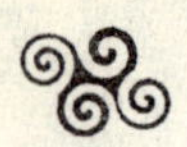

形成了“节俭基因”。这种基因到现在仍在我们体内发挥着效用,很善意地帮助身体的脂肪蓄积。但是,今非昔比,物质已经丰富到了不会饿着,只会撑着的时候,此基因再履行着它“多入少出”的看家本事,脂肪就不幸地攒在了我们的身体里……

更加重要的是,到目前为止,医学没有研究出任何一种既可以“好吃懒做”,又能“保持身材”的便捷减肥方式,任何方式的减肥都必须以减少每天的总热量摄取为基础;也没有一种吃了绝对不长肉的美食,即便是淡而无味的豆腐,多吃了也照胖无疑……这就需要持之以恒地改变生活习惯,因为很难,所以减肥才成了永久话题。这里,袁医生会告诉你关于肥胖的真相。

一、BMI 帮你判断自己是否肥胖

为了客观地判断自己是不是真的胖了,要参考两个指标:一个是体重指数,一个是腰围。

1. 体重指数(BMI)

体重指数 = 体重除以身高的平方。亚太地区的标准是 18.5 至 23Kg/m2 为正常。大于 23 是超重,大于 25 是肥胖。

2. 腰围

正常腰围:女性 80 厘米(二尺四);男性 85 厘米(二尺五寸五)。因为腹部是脂肪最容易堆积的地方,腰围应和体重指数相互参考。

按照上面的标准确实很多人有一个感觉,看着不胖的人怎么也被划在了肥胖里面?那是 1998 年的时候,亚太地区出台的关于肥胖的一个诊断标准,但它没有包括中国的大陆和台湾,所以在 1999 年到 2001 年间,中国大陆的肥胖工作组进行了抽样调查,调查人数有 24 万人,得出了这样一个数据,就是 BMII 大于 24 认为是超重,大于 28 认为是肥胖,这个标准更符合我们中国的综合因素,稍微宽松了一点,但即使这样,胖子仍旧在不断增加。没办法,因为人体中有一种“节俭基因”,它的秉性没变造成的。

佟彤说：既然胖已经受基因决定而在所难免，减肥就应该成为习惯，在你想吃一种东西的时候要沉思一下，是饿了还是馋了？一般来说，饿是身体需要，馋却是心理需要了，而后者往往是现在导致发胖的关键。

远古时代能吃的东西少，具备这种基因的人更容易把吃进去的食物转化为能量攒起来，并应对繁重的体力劳动。在进化过程中，具备这样基因的人才容易生存下来，是自然的一种优胜劣汰。这种在当时属于优良基因的“节俭基因”，现在仍然携带在我们的染色体中，虽然生存环境已经今非昔比，人类可以很方便地获得食物和营养，但基因的“节俭”能力仍旧存在，它不可能像科技进步那样迅速改变。现在的问题是，吃的东西多了，方便了，“节俭基因”却一如既往地发挥着能量节俭的作用，这就必然导致能量过剩而蓄积在体内，最终转化为脂肪。

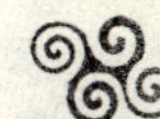

所以，现代人想要躲过胖这关，必须建立一种新的、良好的生活方式来对抗这种基因的“节俭”作用，绝对不是一朝一夕的事。

二、怎样的速度减肥最不会反弹?

客观地说，一周减一斤最合适。因为热量的控制不是一天两天，而是一个长久坚持下去的生活方式。比如今天节食了，只吃非常低热卡的食物，但第二天一下子吃进两三千热卡，等于把你前一天少吃的又吃回来了，这样就减不了肥。

应该在维持你正常体重的前提下，加上适当的运动，使你摄人的能量和你消耗的能量达到一个平衡，或者是负出一点，那么你的体重才能稳步地往下走，而不是饥一顿饱一顿。否则，即便在减肥的路上拼命地跋涉，最后还是失败。

之所以说一周减一斤最适合，除了这样做能保证皮肤不出皱纹。更重要的是这种缓慢的减肥能帮你形成好的饮食习惯，慢慢地习惯少吃，身体强壮，体质也提高，而且你逐渐地就不觉得难受了。

我有一个病人，每次量体重只是少一斤或者是两斤。他说他喝一次水就能长一斤，他觉得自己看不出成效。但是如果回过头来看他的变化，就能发现比一年前体重减少了 5 公斤，他的身高只有 1.6 米，一年瘦 5 公斤是很成功的。他自己也说，原来的糖尿病和高血压都减轻了，吃药的量少了很多。所以，我们更希望成功的例子是逐渐地形成一种好的生活方式，而不是快速地减，因为那样也会陕速地反弹。如果要通过药物减肥，也应该是短期内应用，药物可以在你失去信心的时候帮助你一段时间，建立信心后不能把药物作为长期的减肥方式。

三、天下没有不长肉的食物

很多人都在找能吃了不胖的食物，但从能量转化角度看应该是没有的。很多人为了减肥只吃豆腐，他们觉得能长肉的食物主要是脂肪和糖，淀粉、豆腐没事儿呀，其实不是这样的。不管是脂肪还是蛋白质、淀粉，你吃进去之后都要转化为热量，只要不被消耗掉，剩余的热量就会积存起来，最后都以脂肪的形式留在体内，都会让你发胖。

事实上，100 克豆腐的热卡和一两瘦肉的热卡是一模一样的，如果你觉得豆腐可以减肥而放开吃，它产生的热量在转化为脂肪时也是不含糊的，只是因为豆腐体积大，你可能会因此少吃，如果多吃的话也是照胖不误。

按照常规感觉，减肥就是少吃主食和脂肪多吃豆制品的话，短期内会有一定的效果，但是它最终会以肥胖的形式“回报”出来的。

需要说明的是，只吃蛋白质还可能引起后患。因为长期过量食用蛋白对肾脏的影响很大。我们曾经做过实验：给小白鼠喂高蛋白的饮食，不喂别的。一两个月以后，实验小鼠出现严重的肾功能衰竭。

佟彤说：内分泌科医生有个很让减肥人失望的真理："条条大路通脂肪。"意思就是天下没有不长肉的食物，唯一有效的减肥办法，是在均衡摄入的前提下减少总的食物摄入。

四、哪种食物相对的能长肉少一点？

先说吃几顿合适。有的人晚上吃一顿，或者就中午吃一顿。两顿不吃，下一顿再吃的时候可能饥饿感更强，更不利于减肥。最好的办法是把你的饮食均衡地分配，吃一点儿不饿了，肚子有一点感觉了，就不再吃了，这样就不会因为饿产生迫切的摄食要求了。另外，在饿的时候怎么防止自己吃得更多？那就是进食的速度要放慢。

因为食物中所含的热量不同，吃得多不一定热量摄人多，吃得少不一定摄人的热量就少。比如，吃 35 克馒头与 70 克甜薯、100 克土豆所获的热量是一样的。这就提示我们，减肥者在选择食物时，要选择体积大、热量低的食物，就可以既饱腹又减重。

蔬菜也是一样，冬瓜、黄瓜、白菜等含热量最低，如欲获得同样减肥效果，吃两份上述蔬菜和吃一份扁豆或蒜苗是一样的。若要选择藕、芋头之类，则只吃半份就够了。比如吃 200 克梨、桃、苹果、香蕉、柑橘等任何一种，所获得的热量与吃 500 克西瓜是一样的。干果的热量远比鲜果高，因此减肥者不宜吃杏干或葡萄干等干果。

如果你是没了主食不行的人，那就尽量多吃膳食纤维多的食物，比如玉米面、小米之类的，或者是带皮的食物，为的是增加饱腹感，能起填充的作用。具体地说，吃了能长肉少点儿的食物一般都体积大、热量低。

吃 80 克鱼和 50 克瘦肉或 25 克香肠所获得的热量同样多。从减肥角度看，鱼肉类的排列顺序是：鱼肉优于鸡肉，鸡肉优于牛肉、羊肉。

食物热量换算举例：

10 克烹调油 = 15 克花生米、25 克葵花了（带壳）= 25 克米或面 = 50 克瘦肉 = 100 克土豆 = 80 克鱼类 = 100 克豆腐 = 200 克水果 = 500 克青蒿 =

500克西瓜。

佟彤说：伸开你的手掌，像你手掌那么大小，手掌那么厚的体积，基本上就是一两瘦肉的量了。牛肉纤维相对来讲多一些，同样吃肉的话，牛肉更容易让人觉得饱。

六、哪种减肥药更安全？

目前在我们国家批准的只有两种药：西布曲明和奥利司他。

“西布曲明”可以抑制中枢，减少食欲，但是也必须以饮食控制为基础，如果吃药的同时还是吃很多，吃进去的东西仍旧会吸收，还是达不到减肥的效果。服用这种药后还是觉得饿，但吃两口就不想吃了，这就是食欲控制的效果。

“奥利司他”是脂肪酶的抑制剂，它可以跟你的肠子竞争你吃进去的油，使吃进去的脂肪不被身体吸收，直接排出体外。这种药比较适合高脂肪饮食的人。但是要记住，只抑制摄入食物脂肪的30%，不是100%！所以你脂肪吃得越多，剩下的那。70%越多，还是一样会被身体吸收的。

佟彤说：“奥利司他”（商品名叫“塞尼可”）能把即将吃进去的脂肪控制住，帮你把它排出去，目标是使你不再胖。比如，马上要吃一顿不花钱的自助餐，或者含脂肪很多的食物，如涮羊肉、水煮鱼，那就在吃饭时或者饭后的一小时之内，吃一片“奥利司通”，它能把当天那顿吃进去的脂肪排掉30%，等于先解决眼前问题。但是，如果你要减掉已经背在身上的肥胖，要使你比以前瘦，还是要考虑“西布曲明”，因为它能帮你少吃，使身体开始动用已经积存在体内的脂肪。它可以把你带到一个减肥的良性循环，看到减肥见效的曙光，一两个星期后，逐渐地减少药物，靠自己管住嘴来保持成效。

七、"极低热卡饮食"减肥法

我们在临床上接治过一些极端的例子，比如肥胖指数在35以上的人，或者说因为肥胖行动都不便了，都有严重的骨关节病了，或者有高血压冠心病之类的，肥胖已经限制他通过运动来减肥时，我们可能给他一个短期之内的减肥方案，我们称之为"极低热卡饮食"。

一天的热量在600～800卡左右，患者会在一个星期左右明显消瘦。我的一位病人最多的一天减一公斤，在18天的时间减掉了4公斤左右，但这种办法一般在肥胖已经严重威胁健康的时候才用。

我有一个病人，他第一次来是父母推来的，因为他自己已经胖得不能走路了，睡觉的时候都是坐着睡。因为肥胖，他还患有"呼吸睡眠暂停综合征"，只要一歪头，呼吸就没了。他的父母只能白天黑夜地看着他。施行极低热卡饮食一个月后，他已经可以自己走进诊室。但是他以后保持体重的路还很长很长，需要自己继续坚持。此类饮食必须在有医生监督的情况下实施，实施1～2周后需要监测电解质、脱水程度等。

需要说明的是，擅自使用极低热量饮食或减肥速度过快，会导致脂肪肝加重或引起脂肪性肝炎，或诱发痛风性关节炎的急性发作。

每天一千卡热量食谱示范：

第一天

早餐：一片全麦面包，正反两面都涂上花生酱（10克左右）、半个西柚、一杯咖啡。

中餐：半罐金枪鱼（约90克左右）、一片烤面包、黄瓜一根、一杯咖啡。

晚餐：半棵菜花、十粒葡萄、酱牛肉两片（约50克）、一个苹果、一杯咖啡。

第二天

早餐：半根香蕉、一个鸡蛋、一片烤面包、一杯咖啡。

午餐：一杯无糖酸奶、四片苏打饼干、半根香蕉、一杯咖啡。

晚餐：热狗肠两根（约100克）、西兰花半棵、橙子一个、咖啡一杯。

第三天

早餐：苹果一个、奶酪一片、苏打饼干四片、咖啡一杯。

中餐：煮蛋一个、烤面包一片、柚子一个(约200克)、咖啡一杯。

晚餐：吞拿金枪鱼罐头半罐(约90克左右)、红葡萄十粒、白菜花大半棵、香蕉半根、咖啡一杯。

食谱的原理说明：

1. 均衡的营养结构，蛋白质、碳水化合物、脂肪、维生素等都不能少。

2. 摄入人体最低的碳水化合物需求，每餐给一片面包或者一根香蕉，保证每天可以摄入75g～100g碳水化合物，这是身体所需的最低量。

3. 保证至少每天100g～150g的蛋白量。

4. 注意保持维生素的供应，其中选择的水果和蔬菜都是高维生素含量的品种。

5. 晚上的食物看起来很多，实际总热量不高，主要是以水分多、纤维多、热量密度低的食物来充数，让你能熬到晚上睡觉时都不觉得饿。

佟彤说：肥胖人容易患上痛风，但在症状出现前如果自己没做过检查，很多人可能并不知道。极端地限制饮食却可能捅了“马蜂窝”。因为减肥减得太快的话，会引起体内脂肪分解过快导致酮体增加，酮体也是一种酸性物质，它会减少尿酸的排出，因而诱发痛风症急性发作。所以，如果在限制饮食的同时，发现足趾的关节在没有扭伤的情况下突然地局部红肿发热疼痛，而且是夜间剧痛，就要考虑到是不是把痛风带出来了。

八、胖女人的麻烦在哪儿?

肥胖妇女的月经紊乱发生率(多为月经稀少)可达56.2%，而瘦削妇女只有38.8%。肥胖女性较常出现雄激素增高和胰岛素抵抗，这种变化可引起月经紊乱，以至因为“多囊卵巢综合征”而引发不孕。当体重下降后，月经可恢复,卵巢变化也随之消失。

多囊卵巢综合征:

发生于20~35岁生育期的女性,通常会出现月经稀发或闭经、不孕、肥胖、乳房发育不良、多毛、痤疮等症状,特别是眉毛浓密,嘴唇、两臂、腹中线、外阴部、肛门周围及下肢毛多的人要当心多囊卵巢综合征的问题。

多囊卵巢综合征的治疗目的,首先应纠正因雄激素过高引起的多毛、痤疮、月经失调等症状,建立排卵性周期,而长远目的是减少发展为子宫内膜癌、乳癌及糖尿病,动脉硬化、冠心病等远期性代谢并发症的危险因素。

青春痘为何长过了青春期?

名医陈勇

北京中医医院皮肤科主任医师,全国名老中医陈彤云的学术继承人,北京市中医管理局培养的首批“1 25”中医药人才。现任中国医师协会医学美学与美容学分会委员、中华中医药学会医学美学与美容学分会学科建设学组和美容中医学组委员。

||你知道么?

1. 治痤疮的同时不能忽略皮肤的保湿和防晒。
2. 名字里有“松”字的药物很多含有激素,外用时要谨慎。
2. 护肤品不是越贵越好,而是越单纯越好。

佟彤笔记

之所以想到这么个问题,是因为一个杂志社的朋友最近工作不顺利,刚过四十五岁,单位要“一刀切”地让她待聘了。她怎么也没想到一直是单位主力的自己如今居然卡在了年龄上，一急，下巴就长出了很多痤疮。她说她青春期的时候都没长过，过了青春期却如"雨后春笋"，不知道到哪去看这不服老的病去。

为请陈勇医生，去了医院皮肤科，才发现过了青春期却为了"青春痘"来看病的人比比皆是，而且多为女性，和我那朋友一样，长在下巴上的居多。和过去的人相比，被称为"青春痘"的痤疮，明显地延长了它的生长期：从还没发育的孩子，到已经过了青春期的成年人。

作为中医皮肤科名医陈彤云的弟子，陈勇对此的解释是：过剩的营养和过大的压力，导致"青春痘"赖着不走。所以，对痤疮的治疗已经不仅仅是局部地解决面子问题，还牵扯到和饮食习惯有关的肚子问题，关系到精神紧张的脑子问题。

一、痤疮都是"上火"所致？

青春痘或者说痤疮，是皮肤的毛囊皮脂腺发炎，属于炎症性的皮肤病。

"炎"字是两个"火"，所以炎症性的皮肤病一般跟中医说的"火"有关。痤疮的病因是"火"，产生"火"和"热"的原因有很多，比如爱吃甜的、辣的；工作压力大、休息不好、经常着急都是痤疮的成因。中医讲叫"五志化火"，就是五种情绪过激都会变成"火"，诱发皮肤长痤疮。

同样有"火"，但有虚、实之分。即便是个不懂中医的人，也可以从以下几个方面来判断：

第一个是看舌苔。如果是"虚火"，舌头很少有舌苔，舌身是光光的，像镜面一样，直接露出舌的本体，而且舌头的本质比较红。

这个人可能平时吃饭很少，精力也不旺盛，容易疲乏。他的阳气可能并不多，只是由于阴气少了，阴不配阳了，阳就相对过剩，就会出现"虚火"。所以这种人看着很瘦，不壮实，阴虚，有"火"也是虚火。

如果舌苔比较厚，精力、饮食都比较好，大便也比较干，除了长痤疮以外，也容易出现口疮、针眼之类的上火的表现。他们看上去身体很牡，也很能吃，这种人火气很大，是"实火"。

一说到去火、治痤疮,很多人马上想到“排毒养颜”,其实这种药适合大便干结的有实火的人,因为这药有通便的作用,如果是个容易腹泻的人,脸上有痘,吃“排毒养颜”就不合适了。

佟彤说:很多人有印象,热天的感冒不容易好,这在中医里讲得通,因为夏天是很容易发生湿热淤滞的季节,中医所说的湿邪导致的疾病和湿有共同特点,叫“黏腻”,所以有湿的病痊愈起来就慢,至少要吃中药一个月左右,才能看到比较明显的成效。

属于“虚火”的人,不建议吃清热解毒药,苦寒药会进一步伤及阴液,伤阴以后,“虚火”就会更重,这个时候应该选择一些滋阴、去火的药,比方说吃一点“六味地黄丸”类的中成药。

“实火”里面还要分两种,一种就是单纯的火,这种单纯的火可以吃一些败毒的药。有人还加有湿,这种人可能比较喜欢吃肉、吃油大的东西,口味比较重。湿跟热合在一起,单纯地吃去火排毒的药恐怕去不了,相比之下,“湿毒清胶囊”之类的可能比较适合。

有湿热的人舌苔都很腻,看着就不干净,胃口也差,如果是这种状态,在吃中药的同时可以吃点酵母片,既能补充维生素 B,又能帮助消化,消化好了,胃口也好了,舌苔也干净了,湿热也去了。

二、“青春痘”为什么过了 40 岁还在长

从最近这二十多年看,痤疮的发病年龄有向两头扩大的趋势:一个是年轻化,很小,有的十一二岁,女孩子月经还没有来就长痤疮了。再一个是过了三四十岁还在长,特别是女性。

青春痘之所以被称为青春痘是因为长在青春期。人在青春期时性腺才开始发育,随着性腺的发育,体内开始分泌性激素,雄激素、雌激素都出来了。当雄激素由于某种原因分泌量偏高的时候,就是我们所说的内分泌失

调了，会导致皮肤出油多、长痤疮，这是青春痘的原因之一。

过去人们生活条件差，饮食素，吃油腻的东西少，内分泌失调完全是生理性的。人的内分泌系统，在刚启动时都会不稳定，就像小孩刚走路的时候走不稳，女孩子刚来月经月经周期也不稳，因为性腺刚刚分泌，那时候出现的失调很多是生理性的，并不是因为吃什么了，也不是因为累着了，也不是因为上火了，就是生理性的不平衡。

内分泌的不稳定时间很短暂，过去就好了，所以那个时代人的青春痘一般过了青春期就好了。

现在的痤疮除了生理性以外，很多人是由于生活习惯，外界的、后天的因素造成的。

比如说小孩儿吃得太好，人为地造成了内分泌紊乱，所以长痘的年龄有提前的趋势。再一个，生活的压力比以前大了，精神长期处在一种失调的状态，"五志化火"也会导致痤疮出现。

为什么女性爱长痘？在国外有个专有的名词，叫"成年女性痤疮"，到了三四十岁，还在起痤疮，这样的病人多半都是后天的因素。

生活压力大，情绪常常不太好，又没有很好的排解办法，还有就是伴有妇科疾病，比如做过多次人工流产，或者采取一些避孕措施等等，都会影响内分泌，也会造成"成年女性痤疮"。

痤疮好发的位置就在面部，还有就是胸骨附近、后背、肩胛骨之间。

长在前额的痤疮一般不容易长得很重，因为前额的皮下组织很薄，产生炎症的范围很小，很难长出大包。

可是面颊部，特别是下巴的地方，皮下组织很疏松，周围的软组织很软，炎症容易扩展，所以能长成很硬、很疼的痤疮，我们叫"结节性痤疮"。这种痤疮一旦发生就不容易好，吸收起来很慢，所以给人口周的痤疮很重的感觉。

三、治疗痤疮能抹什么药

西医认为，痤疮跟内分泌失调有关。中医认为主要是"火"和"湿"的原因。具体从治疗角度讲,局部的外用药治疗更直接地接触病灶,可以治疗既成事实的痤疮,内服中药可以调整内分泌、防止新出现的痤疮。

1. 忌用激素

说到外用药,有一个最大的忌讳就是不能长期使用含有皮脂类固醇激素的药物,多皮肤科药里都含有这种成分。激素有很强大的抗过敏作用,不管它是不是真的对症,是不是能根治皮肤的问题,激素的缓解效果非常快,比如说消炎、退红、止痒、止疼等,激素用上就能见效,所以很多人喜欢用它。

但激素类药长期使用是有副作用的。首先,本身就会引起痤疮,在医学上叫"类固醇性痤疮"。另外,长期使用激素会使皮肤产生色素沉着,皮肤会发黑,毛血管扩张,脸上长红血丝。严重的病人长期使用,脸上会凹个坑,皮下组织会萎缩。

长期使用激素产生的依赖性也必须重视,长痤疮,炎症很重,抹了激素似乎治好了,实际上是被激素的抗炎作用压住了,一旦停用,症状不但反弹,而且比以前更厉害,再用别的药总感觉没有激素那么快,所以好多人就这样成瘾了,停不了了,在医学上就会形成"激素依赖性皮炎"。

佟彤说:如果去药店买药,凡是药名中带什么"松"字样的,一般都含有激素,如果是抹在脸上的,自己就要特别慎重。

2. 消炎为先

如果炎症很重,应该先单纯抹一些抗生素软膏,等炎症减轻了以后,再配合其他作用的药物或护肤品。

再有,外用药的剂型也很重要。做成药水的药物一般含有有机溶剂,比如酒精。如果炎症很重,用了含酒精的药水反而会更加充血,所以不适合用药水那样的擦剂,适合用膏剂。

佟彤说：炎症很重的典型特点就是红、肿、热、痛，痤疮、外伤甚至牙齿出问题都一样，如果局部出现这四个特点就说明有炎症了，先要消炎。

四、痤疮跟饮食有关

大多数痤疮跟饮食有关系，爱吃辣、爱喝酒、爱吃肉、吃油腻的人更容易长。

人的肠胃功能是要逐步改变和适应的，好多人说欧洲人吃肉比我们多，脂肪摄入量比我们大，为什么我们长痤疮比人家还重？大家要知道，欧洲人吃肉的历史很长，我们国家很长时间是一个月只供应两斤肉，想多吃也不太容易，十几年间产生这种巨变，从生物进化角度，人的肠胃是适应不了的，适应不了就出问题，痤疮是其中之一。所以预防和治疗痤疮都需要多吃青菜、水果，肉食要控制。

这还要牵扯到基因问题，近年来有基因研究显示：中国人所属的黄种蒙古人种，拥有一种热量的“节俭基因”。和没有这个遗传基因的人相比，有“节俭基因”的人，活动时可以平均少消耗220千卡的热量，也就是说即便是同样运动，他们会比没这种基因的人少消耗脂肪。这种“节俭基因”是人类在进化中，为保障贫困人群在营养不足的条件下生存繁衍逐渐形成的。

但是，基因的变化一般需要经过3～4代的时间才能完成，所以，过去造福我们的基因显然没跟上形势，现在物质这么丰富，早就不用它节能了。糖尿病之所以在中国流行，就是因为生活方式的改变超前于人类基因的改变了，如果我们像西方人一样放开了吃，肯定后患比人家大。

从医学角度来讲我们主张不吃辣，少吃甜、少吃油大的食物。因为这三类食物进食多了会直接刺激皮脂腺分泌过旺，即便雄激素不高皮肤出油也会多。

按照中医的说法，这些叫“肥甘厚胃”，“肥”就是油腻的，“甘”就是甜的，“厚”就是是辛辣、刺激的。所谓刺激的食物，除了辣以外，咖啡、很浓的茶都要少一点，饮食清淡是个总则。很多人有经验说，得了痤疮不敢吃“发物”了，这倒不见得全正确。比如说鱼，“水煮鱼”肯定不能吃，但是做成清蒸的就可以了。

从中医角度讲，凉性的、去火的水果、蔬菜都对痤疮有好处，比方说：水果中的梨，蔬菜里的芹菜都有清热、通便的作用。

中医有一个偏方叫“芹梨汁”。就是雪梨削皮，跟芹菜各一半，放在一起榨汁，对肺火旺、粉刺多，大小如小米粒的痤疮很有效。

如果肠胃湿热比较重，大便不好，舌苔厚，平常吃刺激性的东西比较多，皮肤出油多，痤疮的疙瘩比较大，适合选择薏米、莲子这些清脾利湿的食物，可以经常在熬粥时加点薏米、莲子。

总体来说，青菜和水果对痤疮是有好处的，但是水果里面有些含糖量很高，或者说热性的水果还要少吃，像荔枝、芒果就属此类。

现在研究发现，高温会使食物或者药物中含的结合水的氢键被破坏，而使水分丢失，含水少的物质自然容易干燥、温热，这在常规也能想象得出。所以，经过高温的炒、煎、炸、蒸，一般都会使食物比原来更容易“上火”。

佟彤说：食物吃了之后是不是“上火”，除了和食物本身的性质有关，比如热带水果一般都是热性的，吃了容易上火，还和食物的制作过程有关，比如人参，一般分“红参”和“生晒参”。“红参”的热性就比“生晒参”要大，比“生晒参”吃了容易上火，因为“红参”是把人参高温蒸熟而得的，而制作“生晒参”时，人参的烘干温度大约只有40℃～50℃。

五、治痤疮的同时护肤不可少

有相当一部分病人有这样的误区，说长痤疮以后脸上什么擦脸油、护肤品都不用了。他们的理论是：我的脸上出这么多油，再抹护肤品油不就更多了？其实这个说法是错误的。

护肤品从化学剂型上分两大类：一大类是油性的，以油为主，有一点水的。还有一类是以水为主，有一点油，分别适合不同的肤质。含油多的护肤品毫无疑问适合干皮肤，含水的护肤品毫无疑问适合油皮肤。

痤疮病人一般都是油性皮肤，选护肤品时应该选水多的那种。但出油多的人是不是可以不用护肤品呢？这是不对的，我们用护肤品的目的是什么呢？第一是保护皮肤免受外界刺激，比如晒、灰尘、化学的刺激等等；第二个目的，也是很重要的，就是保持皮肤的水润。

皮肤70%的成分是水，缺水以后，细胞的好多代谢都无法进行，皮肤状态肯定好不了。所以，无论是油皮肤还是干皮肤，都要保护皮肤的水分。

油皮肤的人分泌的油脂多，能在自己皮肤表面形成油膜、脂膜，会减少水分的蒸发，所以好像皮肤不容易干。但痤疮病人因为皮肤有炎症，发炎以后细胞的代谢周期就变短。我们都有体会，皮肤发炎时，等炎症消退了就会脱皮，脱皮就是细胞过早地坏死、脱落了，皮肤的完整性被破坏了，对水分的保持就不利了。痤疮的病人一方面出油多，一方面还比较干，容易爆皮，所以油皮肤的人不一定就不缺水，而我们用护肤品的目的是补水，即使是痤疮病人也如此。

一般我们都会嘱咐病人，先涂药，让药和皮肤直接接触，等药干了以后再用护肤品就可以了。

佟彤说：因为经常采访医院，我发现每个医院都有自己生产的护肤品，属于“院内制剂”，是给皮肤病人设计的。包装很简单，成分也简单，没什么添加剂，但质量绝对过关，虽然便宜但比市面上一般的化妆品要好用得多，北京医院的“维生素E乳”就很典型，每到入秋天气干燥，知道内情的人就开始抢购，对北方干燥地区来说，保湿效果非常好，因为口碑好，已经有人在网上倒卖了。

六、陈彤云老师的养颜秘诀

陈彤云老师是我国中医皮肤科的大家，是我的老师，今年86岁了，但皮肤很好,我也跟陈老讨教过护肤的秘诀,她说第一点,养颜重在养心。就是说这个人心态要好,平和,荣辱不惊。如果一个人太计较,心情老不愉快,一天到晚皱眉头,皮肤肯定不好。陈老跟我在一起很少发脾气,很少大声说话,总是温文尔雅,她这一生当中,顺的时候、富贵的时候是这样,穷困、倒霉的时候也这样,她这种心态是多年的历练,把养心放在她养颜的第一位,我觉得很有道理。

第二位就是从营养学角度来讲。现在很多女孩子减肥,这也不吃,那也不吃,减肥的人不会有好的皮肤,也不会有好的气色,所以她主张饮食在平衡,不主张过度地用节食的方式减肥。另外,她也反对大吃大喝,陈老跟我们在一起很少下饭馆,有吃请的事能推就推,她嫌饭馆的菜油大。

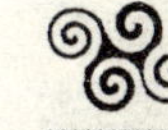

她自己吃饭讲究五谷杂粮什么都吃,比方说她喝粥,喜欢喝八宝粥那样的,把各种豆啊、粗粮混在一起。她平时生活中肉食吃得很少,主要吃一些鱼和豆制品,清淡而且杂,蔬菜多、杂粮多,这样维生素就不缺乏了。

至于护肤品,她觉得局部擦护肤品的作用不会很好,因为从生理学角度来讲,皮肤本身是一个屏障,这个屏障就是为了让体内的东西丢不了,比方说我们到沙漠去,不会马上被晒干。同时也不会让外界的东西轻易进来,比如我们去海边游泳,游一个礼拜,人也不会被腌咸,盐也进不来。透皮的吸收作用是很少的,因此外用的东西营养再好,通过抹到皮肤上让它吸收,还不如吃进去的效果呢。所以陈老个人认为,化妆品不是说越贵就越好,她认为越单纯越好!

她用的化妆品很简单,就是大众用的雪花膏、擦脸油。年龄大了以后,皮肤会萎缩,表皮会变薄,所以要给皮肤保护一点水分,使它滋润,这就可以了。如果说一定要加点什么东西,她有的时候就加点珍珠粉,其实珍珠也不用特别好的珍珠,就是人家做首饰挑剩下那个不能用的,就弄成粉,掺在里面一点,很简单,所以她觉得护理不是选多么贵、多么好的化妆品,而是要做到简单,不刺激皮肤。

什么样的乳腺癌能够保乳？

首都医科大学附属北京同仁医院肿瘤中心外科副主任医师。受北京市政府选送、同仁医院推荐赴日本东京都立癌症中心病院，对于乳腺癌的诊断、治疗、分子生物学进展和乳房再造成形等进行研修。回国后主要进行乳癌的早期诊断、乳癌的保乳治疗、乳癌根治同期乳房重建手术以及乳腺肿瘤的综合治疗。

名医关山

你知道么？

1. 肿瘤直径在3厘米以下，或者经过术前的化疗治疗能缩到3厘米的单发乳腺肿瘤，可以保住乳房。

2. 乳房再造之后，有人要到4年左右，触觉、痛觉的敏感性才基本上接近正常水平。

3. 如果肿瘤位置浅表，直径在1厘米大小时就可能被发现。

佟彤笔记

一个乳腺癌病人的博客曾经在网上很广地流传，那篇文章的名字叫《在你眼里我找山》，“北京肿瘤医院，一个最权威的老医生用最慈爱的眼光看了我一会儿，利索地向他的学生吩咐：收她住院，准备全切，然后化疗。”

这个病人叫牧野凉。后来，她遇到了北京同仁医院的医生关山，关山就是她眼睛里的靠山。

“那天，窗外的阳光很好，有一缕光正好射在他身上，我的头有点发晕，像等待最后判决一样等着他的发言。他仍然用安静的语气说：我决定的事情没有任何人可以改变，所有的责任我一个人来承担，你是怎么想的，还想

保乳吗？如果你也坚持，我们准备手术吧！，

接下来，她成功地保住了乳房，并成立了帮助乳癌病人的“粉红丝带部落”公益网站。从她那，我才知道以眼科著称的北京同仁医院的外科也很有名，特别是在乳腺癌方面，他们很早就提出为有希望的病人保乳。而留日回来的关山，更是乳癌病人的救星一般，他不苟言笑，但是那种特把医术当事，特把病人当事，也会因此真心训斥病人的医生。

也许是每天都在接触这样为生命和美丽间难以取舍的病人，关山和我说的第一句话，让我在直播时，急不可耐地最先告诉网友，我希望那是颗“定心丸”：“其实，恐乳腺癌时代正在结束，因为无论是手术方式还是放化疗的手段和药物选择，都可以使乳腺癌病人不死，而且不至于残缺。”

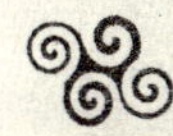

一、什么样的乳腺癌可以保住乳房？

所谓保乳，就是对一些早期的乳癌患者进行乳腺癌广泛地切除或者彻底地切除，切除以后尽量不损失正常的乳腺组织，这样可以保持乳房比较好的外观，但是同时要求达到和全切手术一样的生存率。保乳手术到底要切除多少，这在医学上是一个关键的问题，切除太多了没有保乳效果，切除很少未必切得干净，这就要看医生的水平了。

20 世纪 80 年代以来，保乳手术逐渐成为乳腺癌治疗的主要手术方式，特别是早期乳腺癌，应该有超过 50% 的女性不用再做全切乳房来治疗癌症了。随着再造技术的成熟，那些不得不全部切除的病人也能安全地选择乳房重建。

一般来说，乳癌保乳手术的适应症是：直径不大于 3 厘米的孤立的肿瘤，或经辅助化疗（术前化疗）肿瘤整体性缩小至 3 厘米内，腋窝淋巴结尚无融合的乳癌患者。

如果原发肿瘤直径在 5 厘米以上，或发现多中心性癌灶，则是保乳手术的禁忌症——有这些禁忌症的乳癌患者在肿瘤被切除的同时，乳房也随之被切除。

需要注意的是，乳癌化疗后一种是完全肿瘤整体性的缩小，没有残留的

缩小。还有一种是有残留的缩小，后面这种如果保乳的话复发率会比较高，我们一般对残留性缩小的病人，如果确认是切缘阳性，就是在手术切除的边缘仍旧发现有癌细胞的，还是要考虑全切的。

从全世界来说，新加坡的保乳率达到。70%左右，是最高的，其次就是欧美和日本，大概在50%，我国大城市、大医院的保乳手术开展得很多。

我接诊过从广东来的一个患者，她30岁，乳房全部切掉了，她来想做一个再造，后来我就问她，当时你的肿瘤状况怎么样？她说，她当时根本不知道还有保乳手术这么一种方式。

其实保乳手术在上世纪二三十年代就有人做过，至少在欧洲是，但是没被广泛接受。到了1971年，有医生把1 800例乳癌病人分成三个组，一个是传统的全切，一种是保乳的局部切除，还有一种是局部切除加放疗，是肿瘤小于4公分，属于一期二期的病人。八年后公布了结果，这三组当中的生存率没有显著差别，也就是说，做了全切并没有提高生存率，但在放疗组当中复发率是减低的。1990年，美国医师学提出，一、二期的大多数患者是适合保乳的。保乳手术现在已经是主流的治疗方式了。切缘阴性

在手术当中，以肿瘤为中心切除乳腺这一块儿组织，在手术刀切除组织的边缘标记好了几个点，然后送到病理科，在术中做病理分析。如果切缘是干净的，就是说被切除组织的边缘没有发现癌细胞。就是切缘阴性，说明有癌细胞的地方已经都被切掉了。相反的，切缘阳性就是在切除的边缘仍旧发现了癌细胞。

如果冰冻切片的结果不是恶性的，接下来的手术就简单了，如果是恶性的，可能就是另一种切除方案了。除了冰冻切片，还要做一种常规的石腊切片，后者需要的时间长，结果在手术之后才能拿到，但它比冰冻切片的准确率要高些。

我有个朋友，左脖子上有个肿瘤，手术时傲冰冻切片说没事情，很快就出院了，大家都把心放下之后回家了，那个石腊切片结果出来了，被通知是“淋巴癌”，这两种切片的诊断之间确实存在一定的误差，一但误差不大。

佟彤说：一般做手术切除肿瘤时，病人还在手术台上，就要给切下的肿物做个“冰冻切片”，实验室就在手术室边上，一般要在半小时内做出来。

二、乳房再造是怎么回事？

首先说明，乳房再造手术适于那些不得不全切，或者选择了全切的病人，是一个补救措施。

我2000年在日本的一年中，参加了大约100台的手术，有50%的人是保乳的，另外有50%当中有一半是做同期再造的，就是在乳腺癌全切根治的同时即刻做乳房的成形术。乳房再造手术是恢复乳癌术后患者形体外观的最好手段。

传统观念认为，乳癌根治术后两年内不能进行乳房再造，因为乳癌复发的高峰是在那一时期。但现在的研究表明，乳房再造可以在乳房切除的同时进行，且不会增加乳癌的复发率。

目前，常用的乳房再造手术方法有：腹直肌肌皮瓣乳房再造术、背阔肌肌皮瓣乳房再造术、背阔肌肌皮瓣结合假体乳房再造术和单纯假体乳房再造术和游离皮瓣乳房成型术。

假体乳房植入术虽然操作简单，但由于是异物植入，因此并发症较多，有些患者从心理上也难以接受这种手术。

用背阔肌肌皮瓣再造乳房时，由于背阔肌体积受限，而且肌肉容易发生萎缩，有可能出现术后再造的乳房缩小，或两侧乳房不对称。

腹直肌肌皮瓣乳房再造术在目前临床应用较多，占各类乳房再造术的48%。这种手术取用患者自身腹部软组织再造乳房，乳房的柔软度自然，形状保持长久，不会发生排斥反应，同时相应地起到了腹部减肥的作用。一般情况下，胸、腹部手术可联合进行，腹部可利用的组织丰富，甚至可供双侧乳癌术后乳房的同时再造。

当然，腹直肌肌皮瓣乳房再造术也有缺点，如手术时间长、难度较大，手术创伤较大、出血量增加、腹部会有瘢痕形成，术后有发生腹壁疝的可能(2%~20%)。但瑕不掩瑜，这些缺点可以通过提高手术技能加以弥补。

做再造手术时跟疾病的进展、状态没有直接的关系，不影响治疗，再造完以后马上做化疗、放疗。

腹直肌肌皮瓣乳房再造术需在全麻下进行，术后7~10天拆线，一般需住院两周。再造的乳房一般可在一年后逐渐恢复感觉。

三、乳腺癌治好了以后还可以生育吗?

乳腺癌跟生育没有本质上的因果关系，得了乳腺癌不能说就不能生育了。因为乳腺癌是跟雌激素相关的肿瘤，所以，我们主张在乳腺癌治疗以后五年之内不生育。因为在怀孕过程中，妇女的雌性激素还是非常高的，对乳癌的复发有影响，所以不愿意让病人冒这个险，但五年以后是可以生育的。

经过化疗以后，有一些人的卵巢功能受到了打击，可能会闭经，有的人闭经是不可逆的，所以也会影响生育功能。年轻人卵巢功能可能旺盛一些，闭经的年轻人发病率不如中年人高。化疗过程中可能没有月经，但是化疗一段时间后又恢复了，这部分人可能将来还是可以生育的。

四、乳腺增生、纤维瘤和乳腺癌的症状间的区别。

正常女性体内的雌激素和孕激素支配着乳腺导管和腺泡的发育，一旦激素水平失调，腺体就可能发生增生，表现为局部导管堵塞、小叶出现囊肿，患者同时伴有胀疼的感觉，临床称之为乳腺增生。

乳腺增生多发于双侧，边界不太清楚，质地比较韧。轻度乳腺增生可以理解为一种正常的生理反应。不需治疗，但要注意情绪调节，患有乳腺增生的人比正常人发生乳腺癌的几率要高一些，所以应定期去医院做检查。

乳腺纤维瘤一般为单发，部分病人也可为多发。质地比较硬，但边界比较清晰，具有很好的活动性。纤维瘤只能进行手术治疗，纤维瘤癌变的可能性小。

乳腺癌和乳腺纤维瘤都多发于乳房的外上部，乳腺癌较硬，边界欠清多不规则，活动度差，与皮肤或胸肌可有黏连。大多数病人无疼痛的感觉，到晚期才会有疼痛，只有不足 1/3 的病人觉得有些刺痛或钝痛。

乳腺增生的疼痛一般具有周期性和自限性特点，经前明显，增生肿块大小可能也有一定变化。

不是说所有的占位病变都是癌，要根据影像学的结果来诊断，甚至可以做局部的穿刺来确定。但可惜的是，1 厘米以下的乳腺癌被发现在临床中还比较少，一般病人发现时都比 1 厘米要大一些。

35 岁以上女性每年到医院检查一次，每年至少做一次 X 光片，高危人群每年最好增加一次检查的机会。

佟彤说：关山曾经拍过一张照片，上面是因为化疗头发脱光的乳癌病人，她们坐在阳光明媚的病房里打扑克，打得热火朝天，投入忘我，那个精神头儿根本看出是病人。关山说之所以拍下这张照片，是想对大家说明，乳癌乃至化疗确实有副作用，但病人基本上都能挺过来，甚至没影响她们的娱乐生活。

五、如果怀疑乳腺有问题，到医院要从什么查起？

除了医生体检外，可以结合 X 线，彩色超声检查，诊断困难者还可结合核磁或定位穿刺活检技术。经期后更便于检查。

乳腺钼靶 X 线检查是乳腺癌诊断的常用方法，准确率为 90%。但有些年轻妇女的乳腺组织较致密，X 片一般不易做出诊断及鉴别，可以结合彩色超声检查。

彩色超声检查无损伤性，可以反复应用。准确率 80 ~/,, ~90%；超声显象对明确肿块大小常较准确。

乳腺钼靶照相甚至可帮助医生检出临床查体摸不到的早期乳癌，40 岁以上的女性，每年应做一次彩超或乳腺钼靶 X 射线检查。

还可以用定位穿刺活检技术。用细针穿刺抽吸组织细胞，做组织病理细胞学检查，这种检查已被广泛采用，操作安全，诊断迅速。乳腺癌的最重要的诊断来自组织病理学检查。

乳房的自我检查

视诊：抬起手或弯下腰看乳房的边界。观察乳房外形轮廓是否完整对称，有无局部隆起和凹陷；两侧乳头是否在同一水平上，乳头、乳晕有无糜烂；乳房皮肤是否有红肿、破溃，有无静脉扩张和橘皮样变；乳头溢液或乳房湿疹样改变。

触诊：用食指、中指、无名指的掌面而不是指尖触诊，不要手捏乳房检查。顺序地对乳房的外上、外下、内下、内上及中央区触诊，还有腋窝区，如有肿块特别是质硬肿块，应到医院进一步检查，另外，有乳头溢液者也应去看医生。

时间：月经正常的妇女，月经后一周左右是乳腺检查的最佳时间，此时雌激素对乳腺的影响最小，乳腺处于相对静止状态，容易发现病变。

六、乳头和乳晕部经常瘙痒、有皮疹，是乳腺癌的征兆吗？

有一种称之为派杰氏病的早期乳癌，又称"Paget"病，发病较少，恶性度低，发展慢，乳头周围皮肤呈湿疹样改变，进而形成溃疡，属特殊类型的乳癌。

七、乳腺癌的易患体质

1、有乳癌家族史，特别是母亲和姐妹曾是乳腺癌患者，其发生乳腺癌的可能性比其他人多3～6倍。

2、既往有乳腺良性肿瘤史、乳腺囊性增生、乳腺纤维瘤等乳腺良性病变的，少数有可能恶变。

3、未生育的妇女患乳腺癌的危险性比已生育的妇女高。

4、第一胎足月妊娠大于30岁，其患乳腺癌的相对危险性是30岁以下妊娠初产者的3~4倍。

5、月经初潮早或停经晚。

6、进食过量动物脂肪，绝经后体重超重，高脂肪、低纤维饮食可使乳腺癌发病提高3~4倍。

7、长期应用雌激素者。

任何上述的单一因素均不能简单地解释乳癌的发病原因，可能是多种因素在一定条件下综合作用的结果，其中还有哺乳少、环境污染、精神等因素的影响。

“肾虚”的女性老得快

名医赵进喜

北京中医药大学东直门医院肾病内分泌科主任医师、教授、博士生导师，国家中医药管理局中医内科内分泌重点学科带头人。兼任世界中医药学会联合会糖尿病专业委员会秘书长、中华中医药学会糖尿病学会副主委，北京中医药学会糖尿病专业委员会副主委，《糖尿病天地》副主编、《中医杂志》特约编审。著有《古方妙用》、《糖尿病防治与调养》、《肾炎病防治与调养》、《内分泌代谢病中西医诊治》、《疼痛性疾病现代中医治疗学》、《四大经典与中医现代临床》等书。

||你知道么?

1. 女性月经不调，经常会表现为眼周发黑。

2. 怕冷女性冬天宜常吃“当归生姜羊肉汤”。

3. 调养中年女性要从舒肝入手。

佟彤笔记

赵进喜是东直门医院肾病内分泌的主任，他最该负责的病人是糖尿病、肾功能有问题的病人。但找他看病的很多是怕自己提前衰老的“金领儿”女性，因为她们发现，昂贵的化妆品并没能帮她们驻颜，原因很简单，肾虚才是早衰的根本。

用赵主任的话说，“十亿人民九亿虚，九亿人民是肾虚”的说法虽然不十分科学，但却反映出了肾虚的普遍存在。这与现代人生活节奏过快，用脑过度直接相关。参加完考试或者完成了繁重的案头工作后，很多人会有腰酸腿软的感觉，他们很奇怪，没干力气活儿为什么还这么累呀？这就说明，单纯的用脑过度，也会带来肾虚问题。而女性的肾虚确实会导致早衰，只是女性调养不能只是补肾，和情绪相关的“肝郁”问题，从中年以后就要开始顾及。想避免早衰的女性，听听赵医生是怎么讲的吧。

一、女性也有“肾虚”问题

中医学所说的“肾虚”是很复杂的。。肾作为人体五脏之一，又是先天之本，在人体五脏六腑之中，居于特殊重要的位置。无论是男性还是女性，无论是青少年还是老年，“肾虚”都是普遍存在的。

中医的“肾”实际上不能等同于西医解剖学的“肾”，中医的“肾”涉及的功能范围非常广，与西医的内分泌系统、免疫系统、神经系统、呼吸系统、造血系统、生殖系统都有关系。所以在中医那看病，哮喘可能是“肾虚”，不孕不育也可以是“肾虚”。

但在普通百姓的概念中，中医的“肾”似乎和生殖系统关系最密，这也是正确的，因为在中医看来，人生长发育与中医的“肾”有关，女性青春期的“青春期功能性子宫出血”、更年期综合征、不孕症、不育症、月经失调等，都有可能是“肾虚”引起的。

而女性肾虚和男性肾虚在症状上很多是一样的。比如说：

都可以表现为头晕、耳鸣，甚至耳聋。因为中医证明“肾开窍于耳”，都可以表现为脑萎缩、老年痴呆，因为中医讲“肾藏精，精生髓，脑为髓之海”；都可以脱发或头发早白，因为中医讲“肾藏精，精生血，发为血之余”；都可见表现为一活动就气短，呼吸吃力，呼吸表浅，因为中医讲“肾主纳气”……这是男女共有的肾虚症状。更细地分肾虚，又可以分为“肾阴虚”、“肾阳虚”、“肾气虚”、“肾精不足”，不同的肾虚具体类型，就又分别有了存在不同的症状。

佟彤说：有个同事的婆婆做心脏手术失败，医院下了病危通知书，她回来告诉我，她婆婆原来皮肤很白的，手术之后突然脸色变黑了，特别是眼圈周围。结果没多久她婆婆就去世了。有经验的中医都知道，病重的时候看面色，眼圈周围发黑一般不是吉兆。

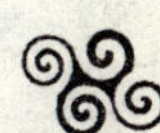

肾阴虚会出现，腰膝酸软，头晕、嗓子干。如果是女性，会有月经色红，量多，月经提前，性欲亢奋；如果是男性，会有梦遗，舌头偏红，或者平常心烦，睡眠不太好，小便偏黄，身体偏瘦。

肾阳虚会出现头晕，怕冷，性欲淡漠。如果是女性，会有月经量少，到期不来，甚至严重的出现经闭。如果是男性，会有阳痿，没精神，容易困，小便颜色白，晚上尿的次数比较多，舌头胖大。

中医理论的形成受当时哲学思想，五行学说的影响。五行中有木、火、土、金、水，颜色上的青、赤、黄，白、黑，分别对应肝、心、脾、肺、肾，黑就是肾的颜色。所以肾阳虚的时候往往表现面色黧黑，眼周发黑，本来就危重的病人，如果又出现肾阳虚了，往往就是伤了生命的根本了，一般都属于危重，家属都要做心理准备。

当然，如果是女性，眼圈发黑还可能是血瘀，比如女性月经不调，子宫里有问题时，经常是眼周黑。

二、不同的补肾的中成药怎么选?

1. 金匮肾气丸

有的人可能一到冬天就浑身发凉,特别是臀部到大腿,即使穿得很厚摸上去也是冰凉的,比上半身还要怕冷。这种腰以下的症状中医往往责之于“肾”,下半身发凉,腰腿酸冷,中医认为是肾阳虚类。有的。肾阳虚同时还兼有上热下寒的情况,如果是女性,经常还会同时有血瘀,主要是因为月经期受寒、频繁地做人工流产导致的血瘀。血瘀以后气血不通,气血不能达于下肢,也可以有腰腿凉的表现,治疗的时候就既要补肾,又要活血化瘀了。

在东汉,医圣张仲景就有一个非常有名的方子,能治疗妇女畏寒、腹中隐隐作痛的症状,叫“当归生姜羊肉汤”,当归主要是养血活血,生姜是散寒的,羊肉本身药效是偏温的,也有补肾温阳的作用。这个方子很适合阳虚怕冷的女性,冬天用做食疗方很合适。

适合作为食疗时用的还有孜然、桂皮、砂仁、生姜、大葱、小茴香等,药性都是偏温的,对肾阳虚的病人都比较合适,在做菜的时候适当地加上一些,当然,要是夏天就要谨慎了,吃多了会上火。

对于明确属于肾阳虚的可以用的成药还有“右归丸”、“金匮肾气丸”,男女都可用。

很多女性的便秘其实是属于血虚便秘的,她们可以用当归做缓泻剂,用当归泡水当茶喝,远比决明子、芦荟之类的更适合她们,在通便的同时还有养血活血的作用,只是当归有比较重的药味儿。

2. 五行衍宗丸

这个药本来是治男性肾虚、阳痿、早泄的,由枸杞子、五味子等五个植物的种子组成的,其实,这个药除了补肾以外,对肝也有好处,关键是有收敛的作用,如果有尿频、遗尿、流口水,或者妇女白带多都需要收敛,所以都适用。因为中医讲“肾主藏精”,“藏”的意思有固摄和收敛的含义。

很多人会问,孩子老尿床是不是也是肾虚呢?小孩儿尿床确实有先天不足的可能,因为他的“肾”还没成熟,客观效果上也是“虚”。西医的“神经性遗尿”,主要是大脑皮层兴奋和抑制失调了。往往这个小孩儿白天特别精神,晚上睡得特别沉,晚上排尿的时候也不知道,导致遗尿。但这种情况下,单纯地补肾就不够了,有时候就需要中医说的“通心阳、宣肺气”等这些治疗手段,临床上这些病人很多,经常有补肾、固肾的方法加一些通心阳、宣肺气,效果往往也是很好的。

另外,唾沫多、流口水还可能有脾虚问题,在补肾的同时要顺带用一些健脾的药,如果是典型的脾虚的话,就要用。“理中丸”热性大,用不好特别容易上火,只适合肚子怕凉,或者大便偏稀、胃寒、吃了凉东西就难受的那种人。

有一个单味药叫“益智仁”,这是中医治疗流口水最对症的药,这个药既有补肾的作用又有健脾的作用,药性稍微偏温,如果本身就经常上火,嗓子干、嗓子疼、大便干,恐怕也不太合适。

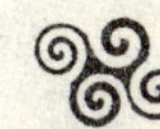

佟彤说:总说到“黄脸婆”,其实是黄脸婆的女人都适合吃“当归生姜羊肉汤”,只是当归的味道不好,放在菜里会不习惯,那样的话可以只放生姜,在冬天常吃,能吃出脸上的血色来。

3. 艾附暖宫丸

有个古方很适合那些畏寒、痛经、肢体冷疼,又出现皮肤干燥、暗黑的人,叫“温经汤”。一般人口唇干燥是因为阴虚,但这种口唇干燥不是阴虚,而是在阳虚的基础上又有血瘀了。等于是身体里面有精华,但没有办法输到嘴唇,所以就干燥失养。

“温经汤”是张方子,需要医生给你开处方之后配汤药吃。如果吃中成药的话,这类人应该选“艾附暖宫丸”,和“温经汤”的效果差不多,有一些养血、活血的药,都是性质很热的,在冬天吃更合适一些。

4. 六味地黄丸

这个药是地黄、山茱萸、山药、茯苓、泽泻、牡丹皮六味药组成的,实际上是宋代一个儿科名医叫钱乙的方子。中医讲,小孩都是“纯阳之体”,因为是

"纯阳",所以要养阴,所以用"六味地黄丸"这个方。后世在六味地黄丸的基础上又衍生出很多,如杞菊地黄丸、麦味地黄丸、耳聋左慈丸、明目地黄丸等等,这些方子在临床上运用范围非常广,适应症也比较多,是个很好的方子,但要在肾阴虚的情况才适合。

适应的症状是腰膝酸软、大便偏干、睡眠不太好、手脚心烦热,或者性功能方面有异常。要是这个病人本身就有脾胃虚弱、不想吃东西、肚子胀、大便稀,中医就认为是脾虚,这种人用六味地黄丸就不太合适,因为里面有地黄,是滋腻的东西,一方面导致大便稀,一方面会使食欲更差。

如果是肾阳虚的人,本身腰膝酸冷、肢体冷疼,单纯吃六味地黄丸就不如吃右归丸、金匮肾气丸。虽然六味地黄丸是一个很平和的药,但是它还是有寒热属性之分的。

三、肾虚的女性易早衰?

按照正常人的生理,中医讲"年过四十,阴气自半",四十九岁之后天癸绝,"地道不通",到这个年龄肾气就虚衰了,月经也会停止。中医在衰老里面最强调的就是"肾虚",随年龄增大,女性雌激素分泌减少,会因此出现一些身体的改变,这些改变就会成为所谓的"肾虚",比如月经量减少、阴道干涩、经常发生阴道炎、泌尿系感染,这些都和"肾虚"有关,也和激素分泌水平降低有密切联系,这也说明了肾虚确实和早衰有关系。

现在提出了早衰概念,和现代人的生活节奏过快有关系。中医讲"肾藏精,精生髓,脑为髓之海",就是说。肾精和脑子关系密切。为什么有的人参加完考试或者做完一项很重的工作以后,也会出现肾虚时才有的腰酸腿软,其实他并没干体力活。这说明,劳神过度以后和肾虚有非常密切的关系。

有的人睡眠不好,过分依赖镇静药,镇静药吃得太多以后也会出现肾虚的症状,不仅仅是头晕、记忆力减退,也可以表现为性功能减退,这些是中医说的"肾虚"的典型表现。

四、“多囊卵巢综合征”中医有办法吗？

这个病是个疑难病，治疗起来确实非常难，可能是肾虚的同时又有气血不足或者又有血瘀，所以仅仅补肾是不够的。

以前北京中医药大学有一个知名的教授，创立了“二、四、五合方”，“二六五合方”治疗“多囊卵巢综合征”等妇科疾病，一方面是强调补肾，一方面是养血、活血。

“二、四、五合方”的二是“二仙汤”：仙灵脾、仙茅、知母、黄柏、当归、巴戟天，这是解放以后的一个名方，治疗更年期综合征，治疗性欲淡漠效果都不错。“四”是“四物汤”，中成药有“四物冲剂”：当归、川芎、芍药、地黄。“五”是“五子衍宗丸”，补肾阳、温肾阳。“早六五”的“六”是六味地黄丸了。六味地黄丸更侧重于补肾阴。

“求嗣之道，首在调经”，虽然有这么多治疗的好方子，但实际应用起来并不是那么简单的，多囊卵综合征和胰岛素抵抗，与糖尿病等很多病都有联系，所以说单纯地吃几个中成药就一定能怀孕不好说。当然，临床上确实也经常有成功的案例，所以还是应抱很大的信心，找一个好大夫来看，还是有希望怀孕的。

五、中年女性为何不能单纯补肾？

中医治疗妇科时强调早年更注重治“肾”，青春期的小女孩功能性子宫出血、月经不调，名括性早熟，一般都是肾阴虚的多，多需要用知柏地黄丸，清热、凉血、滋阴的方子。

到了中年，中医就强调调“肝”了，单纯补肾不行，为什么？中年女性要处理的工作生活事物肯定很多，经常会有心情不舒畅的问题，由此引起月经不调，乳房胀疼，所以治她们时强调舒肝，因为中医讲的肝是主管情绪的，病人有肝郁的问题时，脸上会有黄褐斑。

中医把脸上的斑叫做“斑”，或者直接叫“肝斑”，就是因为肝气不疏以

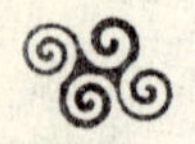

后引起气滞血瘀，往往要舒肝解郁。我们治疗妇女黄褐斑，经常会从治疗血淤入手，有时候会加一两味补肾的药，有一个处方叫“红粉金丹”，药由红藤、珍珠粉等药物组成，强调的就是活血化瘀，尤其是育龄妇女里面。

中国女性经常有不明原因的腹痛、腰疼，分腔疼痛，甚至头痛，全身说不定哪儿有疼痛的状况，同时又有精神症状，像失眠、健忘、性急、急躁易怒，不自觉总发一些无名火。检查也没有什么子宫肌瘤、附件炎，但是摸肚子左侧经常有明显的压痛，按中医讲就是“血瘀”，很符合西医里一个不太被大家重视的病名“盆腔瘀血综合征”。主要是分腔静脉系统有瘀血，尤其是反复做人工流产的或者本身有痔疮的妇女，腹压增高，可能是静脉淤血形成的一个重要原因。这种情况如果用中药红粉金丹治疗会有立竿见影的效果。

“盆腔瘀血综合征”的妇女脸上也会有斑，往往还有大便干燥，所以有时候不能光强调温经散寒，还要清热，中攻有个“桃核承气汤”，还有个“桂枝茯苓胶囊”，平时再吃点纯大黄制剂，有泻热的作用。还有一个比较好的药是“大黄蜇虫丸”，现在市场上有这个药，基本上对这个症。

冬季治疗血虚，可以用阿胶、龟板胶养血填精的，同时再加桂枝或者肉桂、肉蔻，用于温经散寒。

一般养阴的食物，像百合，又能养心阴，又能养胃阴，又能安神、止咳嗽，秋天、冬天比较干燥，经常吃百合是有好处的。还有白木耳，就是银耳，也是药性偏凉，像藕、梨，还有马蹄，都是养阴的药性比较清凉的东西。

佟彤说：接触过的所有中医几乎都在强调一个现在的女性养生时的大错，就是穿得少，特别是下肢着凉。诸多妇科病就是从寒上得的，赵医生提到的“盆腔淤血综合征”可以从西医的角度解释这一点。很多人会想，日本韩国女性冬天还穿裙子呢，也没受寒的问题。别忘了，日本的富士山是活火山，地气因此是热的。不仅如此，去日本教针灸的医生回来说，很多日本女孩虽然穿裙子，但腹部贴了很薄的膏药，就是为了帮助保温。至于韩国，是地热采暖，回家席地而坐就把一天的寒气驱散了，不会郁积成患，都非中国短裙者可比。

六、一到冬天就手脚冰凉，月经量少，脸上有对称性的蝴蝶斑，而且还有青春痘，是肾虚么？

这种情况确实存在肾虚，而且也存在血瘀，时间长了又化热了。这样的痤疮总体还是热性的多，所以这个时候应该清热解毒。有人会问，下面这么凉为什么还会出现热性的痤疮？那是因为血瘀化热了，所以这种情况不能说单纯地散寒温经、活血化瘀，也要适当用一些清热泄火、清热解毒的药，但现在市场上卖的治疗痤疮的多半是“大败毒”为基础的，都是凉药，不适合这类病人。

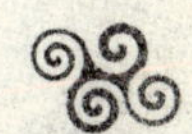

第二章　身体的修理

失眠其实是被自己吓出来的

名医高颖

北京中医药大学东直门医院神经内科主任医师、博士生导师。1987 年毕业于北京中医药大学即师从董建花院士、王永火院士，1992 年获得医学博士学位。1998 年被评为北京市青年学科带头人。现为中华中医药学会内科分会副主任委员兼秘书长、脑病分会副主任委员，国家中医药管理局全国中医脑病重点专科协作组组长。长期从事中医药治疗急性脑血管病等神经系统疾病的研究，获得国家及部级科成果奖 8 项。在中医药治疗偏头痛、失眠、多发性硬化等神经系统疾病方面积累了石室的临床经验。2006 年被评为北京首届群众喜爱的中青年名中医。

||你知道么?

1. 失眠症不等同于焦虑症或抑郁症，而焦虑症的失眠可能是入睡难，抑郁症的失眠主要是早醒。

2. 因为失眠导致的虚弱未必需要吃补药。

佟彤笔记

我高考的前一天夜里第一次失眠了。当时家里有安眠药，因为担心吃了之后会脑子反应慢，所以没敢吃，就那么一直睁着眼到清晨四点，只睡了两个多小时就进了考场。没想到的是，睡眠不足的状态中写出的高考作文，却得了很高分，并作为范文被中央中人民广播电台选用……我经常把这个例子讲给那些遇到重大事件就会紧张得失眠的人们，告诉他们相信自己的智力潜能，干脆把心一横：睡不着就睡不着了。没准儿这样的决心一下，心反倒静了下来，人也就慢慢入睡了。

除了那些失眠的老手，更多的失眠其实是被自己吓出来的，越紧张越睡不着，与此同时，还会担心安眠药对大脑的影响和从此再难戒断的药物依赖……失眠是失眠者最大的心病，这个心病又反过来增加对睡眠的恐惧，如此进入恶性循环。

失眠适合吃哪种安眠药？哪种安眠药的副作用最小？除了安眠药之外有没有更安全的催眠方式？高医生会帮助你理清这些问题，获得一个相对轻松的心态。

一、常失眠就是抑郁症？

人的一生中三分之一的时间是在睡觉，有失眠症的人大约占人群的10%～40%。

失眠的表现大致有三类：一种是入睡困难，这是比较常见的，躺床上“翻烙饼”；一种是睡眠中容易醒或者做梦多；还有就是早醒，醒后难以再次入睡。

失眠后人肯定白天疲乏，不精神，如果一周出现三次以上，持续一个月或者一个月以上，我们就认为他有失眠症了。

需要提醒的是，要搞清楚造成失眠的原因，例如：头痛、咳嗽等身体的不适也可以造成失眠，要及时治疗这些疾病。另外，焦虑症的病人伴随失眠的话可能就是入睡难；抑郁症的病人出现失眠的时候，多是早醒。失眠、焦虑、抑郁三者在临床上常常被联系在一起。

以失眠症状为主的病人，可能都伴有一定的焦虑和抑郁状态。很多时候，一旦失眠治疗好了，其他症状也就迎刃而解了，所以治失眠症的时候可以辅助选择一些抗抑郁的药。

需要说明的是，对失眠病人不能随便地诊断为“抑郁症”。因为“抑郁症”是一种心境持续地、无缘由地低落。这种病人情绪特别糟糕，对什么都没兴趣，对工作、生活、家庭都没有兴趣了，就是常说的沮丧，一定是持续了一段时间，一般是两周以上不能缓解，才可能诊断是抑郁症。

很多失眠的人担心自己早晚要得抑郁症，其实不用害怕，抑郁症有它的发病基础，是精神疾病，可能伴有失眠症状，但和失眠一般没有必然联系。

抑郁症的判断标准

抑郁症在连续两周的时间里，病人表现出下列九个症状中的五个以上，这些症状必须是病人以前没有的或者极轻的，并且至少包括症状(1)(2)中的一。个。

1. 每天的大部分时间心情抑郁，或者是由病人自我报告，例如，感到伤心，心情低落，或者是通过旁人的观察(例如，暗暗流泪)。注意:在儿童和青少年中，可能表现为易激惹，而不是明显的心情抑郁。

2. 在每天大部分时间，对所有或者大多数平时感兴趣的活动失去了兴趣。(通过病人自我报告，或者通过旁人的观察。)

3. 体重显著减少或增加(正常体重的5%)，食欲显著降低或增加。注意:在儿童表现为缺乏正常的体重增加。

4. 每天失眠或者睡眠过多。

5. 每天精神运动亢进或减少(不止是自我主观感觉到的坐立不安或者不想动，旁人都可以观察得到)。

6. 每天感到疲劳，缺乏精力。

7. 每天感到自己没价值，或者自罪自贬(可能出现妄想)。这不仅是普通的自责，或只是对自己的抑郁感到丢脸。

8. 每天注意力和思考能力下降，做决定时犹豫不决(自我报告或者是旁人的观察)。

9. 常常想到死(不只是惧怕死亡)，或者常常有自杀的念头但没有具体的计划，或者是有自杀的具体计划，甚至有自杀行为。

“焦虑症”也一样。如果这个人是“焦虑症”，除了失眠之外一般还兼有其他症状，主要是心烦、担心，而且都是跟现实不太符合的、没必要的担心。

我曾遇到过一个病人，他从原来住的平房搬到了楼房之后，老是担心晚上12点的时候就没电梯了，他会被困在楼里，要是那时候发生火灾怎么办？这在别人看起来属于“杞人忧天”的问题，却成了他的心病。

焦虑病人的担心一般都和实际生活不太相符，不像正常人的担心是因为危险确实存在的，焦虑症病人的担忧会比较脱离实际，这种焦虑病人多数也会伴有失眠。

纽约大学精神病诊断专家杰尔姆·韦克菲尔德，写过一本《失去的悲哀：精神病学如何把正常的忧伤变成抑郁》的书，他说，现在流行一种“合法毒品文化”，这种“毒品文化”把情绪低落视为一种病。但他坚定地认为：感觉悲伤的能力是一种进化选择的特性。对痛苦的反应是人类遗传的一部分。

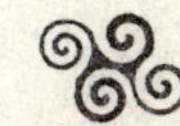

他的证据是：灵长类动物与性伙伴或同伴分离时产生的生理反应与悲伤有关，人类从婴儿开始就会表达绝望，以赢得别人的同情……这些悲伤的反应表明：悲哀是遗传的、有用的，它帮助我们从群体获得支持，保护我们不受侵犯。这对人类头脑来说是一种残酷而有意义的方式，让人类在遭受精神痛苦的同时，做出更好的生存选择。

从这个角度上看，对抑郁治疗的泛化是一种以医学名义进行的“愚民”，医学正善意而狭隘地纠正乃至磨灭着人类好不容易才进化出来的、相对复杂的情感形式。

二、治失眠能不能不吃药？

治疗失眠肯定先要通过改变行为来解决。

首要的是睡前放松：晚上不要做一些兴奋性很强的活动，比如唱歌、跳舞这种很剧烈的、很兴奋的活动，而要做放松运动。可以打太极拳，散步半个小时。另外自己做做足底按摩，还有温水泡澡。

其次，不要在床上滞留时间过长。有些人看书、打电脑、看电视这种活动都在床上，到真正想睡的时候就睡不着了。应该是上床就睡觉，到了这个

环境就让自己入睡。

如果翻来覆去20分钟以上还睡不着,这个时候应该起来再去做一些别的活动,等到有困意时再上床睡觉。

第三点是养成良好的作息习惯,按时起床按时睡眠,都要有规律,不要因为是休息日就任意延长睡眠时间。

佟彤说:有调查说,美国有7%的人在服用抑郁症药,但专家逐渐发现,很多抑郁治疗是误把正常的悲伤当成抑郁症了!至少没有遵从抑郁症是"抑郁情绪持续14天不能恢复"的铁律。

三、安眠药的选择因人而异

治疗失眠的西药常用的大致分三类:

第一类是老百姓都知道的"安定"、"舒乐安定"等,属于苯二氮卓类,这类药物有镇静、抗焦虑、肌肉松弛的作用,作用比较缓和,安全一些,副作用小,吃1~2片就可以。但长期服用可产生依赖性也可成瘾。

第二类就是"苯巴比妥"、"速可眠"等,属于巴比妥类镇静催眠药,这类药物成瘾的几率比较大,目前临床上已经控制使用。

第三类是近些年新研制的治疗失眠的药物,如"佐匹克隆"、"恩诺思"等。"佐匹克隆"起效快,能延长睡眠时间,减少夜间觉醒和早醒次数,特点是对白天的影响比较小,偶尔可见思睡、口苦、口干、乏力等反应,长期服用后突然停药会出现一些戒断症状。"恩诺思"一般用于短期的失眠,起效比较快,可以帮助很快入睡。偶见眩晕、乏力、恶心、头痛等副作用。

关于镇静催眠药物的选择,难以单纯从药力大小排序进行,而是由专科医生根据患者失眠的类型和药物作用特点以及患者的年龄、肝肾功能等多种因素综合考虑后再选择合适的药物。如果这个病人除了失眠还有明显的焦虑表现,比如烦躁不安,总是担心周围的一些事情,入睡困难,可以选"罗拉",它可以解除因为焦虑和紧张导致的失眠,帮助恢复正常的睡眠。如果它仍对睡眠没有帮助,而且以入睡难为主,可以选“佐匹克隆”。

西药安眠药的成瘾性

短时间内不会成瘾,服用六个月以上可能产生依赖性。撤药的时候要慎重,可以第一周减少一半的量,第二周再减20%的用量,慢慢地减掉。

中成药的选择要针对每个人的状况和中药的不同作用辨证使用。

1. 天王补心丸:适合于入睡难,容易醒或多梦,另外还伴有白天的心慌、健忘、口干、大便干燥、舌质偏红舌苔少的病人。

2. 柏子养心丸:除了失眠还伴有白天的疲乏无力,气短心悸,大便不成形,食欲不好,浑身酸困无力,入睡可以,但总是早醒,醒后难以再入睡。

3. 安神补心丸(胶囊):适合于入睡困难或多梦、易醒,病人还伴有心悸、心烦、咽干口燥、盗汗、耳鸣、头晕。

4. 牛黄清心丸:除了失眠还有头昏沉、心烦,食欲不好,大便干,舌质红,中医认为的热象比较突出的人可以选择。

5. 加味逍遥丸:不仅失眠,还伴有情绪低落。因为紧张、生气导致的失眠更合适,可以起到疏肝解郁,改善睡眠的作用

6. 越鞠保和丸:对于眠而梦多,早上醒来总感觉特别累,胃口不好,舌苔厚腻的人适用。

7. 解郁安神颗粒:适合用于因情绪不畅导致的入睡困难、多梦易醒,还可有心烦、健忘、胸闷、胁痛等。

8. 同仁安神丸:失眠而且心烦,舌尖红、多梦的可以选择服用。

9. 活力苏口服液:失眠并伴腰酸腿软、耳鸣等肾虚表现者可以服用。

如果服用一段时间中成药效果不明显,最好请医生开些中草药煎煮成汤药喝,这样可以针对个体进行辨证论治,对失眠患者更有针对性,效果会快一些。如果方便,也可以选择针灸治疗,或用耳针治疗。

有些老年人,晚上会觉得胸闷,要注意冠心病的问题,冠心病也影响睡眠,这个状态影响的睡眠,用一些活血药可能会缓解,比如“七叶神安片”,活血之外还能安神。如果经常有胸痛、胸闷发作,可以加服“血府逐瘀口服液”或胶囊。

佟彤说：吃安眠药效果不好的时候，有人会同时喝酒助眠，这很危险。首先，酒精会让大脑皮层兴奋起来，这正好与安眠药让大脑镇定的作用"正负抵消"。之后，酒精对中枢神经转为抑制作用，和安眠药对大脑的抑制作用重和，产生了双重抑制。人会反应迟钝、昏睡，呼吸变慢、血压下降、休克甚至呼吸停止而死亡。据说卓别林就是死于酒后服用安眠药。

四、滥用抗抑郁药危害多多

抗抑郁药一定要在专科医生的指导下用，不要轻易地当成治失眠的药来吃，如果需要加用抗抑郁的药物，也应该选择具有镇静作用的抗抑郁药，有的人滥用抗抑郁的药物治疗失眠，反而更加难以入睡了。

如果真的有抑郁症，要按照抗抑郁症的药物疗程来系统地治疗，不能偶尔地吃。一般抗抑郁药都是有疗程的，要吃多长时间是有规定的。临床上对于抗抑郁药物治疗倡导全程治疗，保证足够用量、足够疗程。一般急性期治疗6～8周，巩固期治疗4～6个月，维持治疗时间因人而异，对于再次复发的病人维持治疗时间需要较长，可达3～5年，应按照专科医生的医嘱坚持服药。

五、"安定"不管用时可以加"扑尔敏"吗？

"安定"是使用比较广泛的治疗失眠的药物，长期使用可以导致耐药性，对药物需要量不断增加，因此，应注意不要过度使用。但如果确实患了失眠，需要药物帮助时，也不要过于恐惧药物的副作用，短期内可以每天服用，同时，积极采取一些非药物治疗方法，或者配合服用一些中药，帮助改善睡眠，尽量减少"安定"的用量。

"扑尔敏"是用来治疗过敏性疾病的药物，这类药物会导致困倦，但如果将药物的副作用长期用来治疗失眠，这对人的身体是不利的，还是应该选择合适的镇静催眠药物。

六、经常做梦影响睡眠质量么?

其实每个人都做梦,但梦多确实可说明睡眠质量不是很好,起码睡眠不是很沉,所以白天会感觉昏昏沉沉的。这和醒来时所处的睡眠时期不同有关。

人的睡眠有一个周期,处于脑的"慢波睡眠"时,人就睡得比较深。到了"快波睡眠"时就容易做梦,如果在此时被吵醒,做梦的内容就可能被记住。如果处在"慢波睡眠"时被叫醒,就记不住做的梦了。

睡眠的分期

据脑电图的变化,可以将睡眠分成慢波睡眠"和"快波睡眠"两个期。只要睡眠时间足够长,这两个期总是交替出现。

1. 慢波睡眠期:是从有睡意到深度睡眠的阶段,又可分为四期。这一期一般不做梦。

入睡期(I 期)刚刚睡下时,叫"过渡睡眠",此期非常易于被唤醒。

浅睡期(II 期),这一时期最容易醒来,患有失眠症的人多在这一时期醒来,而且不能顺利进入下一期。

中度睡眠期(III 期),睡眠又深了一些,这一期意识消失,容易醒来,此期约持续一小时左右。

深睡期(IV 期),持续约 30 分钟,这一期很难醒来。深睡期过后就进入下…·期的快波睡眠期了。

2. 快波睡眠期:这一期较深睡期难以唤醒。说梦话、做噩梦、遗尿、遗精等,也多在此时发生。

慢波睡眠期间生长激素分泌旺盛,而白天进行重体力劳动过度疲劳的人,慢波睡眠时间会延长,可能与其体内蛋白质合成加速和体力恢复有关。

快波睡眠期间脑血流增加。婴儿脑发育迅速,所以他们的快波睡眠期明显较长,表明此期睡眠与脑的发育成长有关。婴儿如果睡眠不足,不但影响身体生长,而且有可能影响大脑的正常发育;成年人睡眠不足,不仅影响其体力恢复，更不利于心理健康；老年人的睡眠不足，可能会加速脑的衰老。

七、做噩梦、中途易醒该吃什么药？

做噩做、中间易醒的情况说明睡眠还是比较浅，不管什么梦都会影响休息。这种病人白天精神紧张，夜里做梦也会非常紧张。如果说治疗，从中医角度可以用解郁、泻火的办法，可以选择清心安神药物去治疗，比如选择一些中成药，或者是汤药'。中成药可以选用“同仁安神丸”或“解郁安神颗粒”等，如果舌质红，舌苔黄厚，大便干，可以临时加服3～5天的“牛黄清心丸”。

一直有经验说，睡不着时喝牛奶能帮助入睡，这也是因人而异的。中医在分析失眠时有一种说法是“胃不和，卧不安”，就是说消化功能影响了睡眠。如果这个失眠的人舌苔厚腻，他肯定就不适合喝牛奶来安眠。

八、每天到底睡多长时间合适？

睡眠时间因人而异，不能以睡眠的多少来看睡眠质量，有4～12小时这么大的范围。儿童可能是9～10个小时，成年人可能七八个小时合适。七八个小时是一个平均值，如果睡了6个小时但睡眠质量很好，白天的工作也能够胜任就没问题。

有过这方面的实验，让一个年轻人连续一周每天只睡四个小时，这个时候可能会现出了一些机体代谢方面的紊乱，可能会导致机体功能紊乱和内分泌变化，比如血糖升高了。有的人晚上只睡四五个小时，白天可能闭目养神一会儿，严格来讲还是没有睡眠，但是作为休息还是有用的。

很多人觉得失眠之后很疲乏，觉得应该补补。失眠患者中也确实多数都会说白天很疲倦，活动一会儿就觉得出汗、没劲儿。但中医并不认为疲乏无力都是虚，要综合来评价。例如：肝郁气滞的患者也可以出现疲乏，就要采用疏肝解郁的方法；有的舌红、舌苔黄、大便干，其实是热症比较突出，不能补，而要用一些清心、除烦的药，比如“牛黄清心丸”、“牛黄上清丸”都可以，但不要吃时间太长了，一般服用一周就可以了。

平时可以用莲子、百合煮水喝，但是不能滥用补药。

佟彤说：吃了“艾司唑仑”，就是“安定”之后，人都会感到浑身无力，那是“安定”这种药特有的肌肉松弛作用。做胃镜检查之前，医生也会给病人注射“安定”，一个是使病人安静，同时也使病人肌肉放松，便于检查的操作。所以，不要以为无力就是虚，这只是药物的副作用之一。

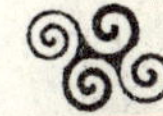

骨质疏松是寂静的杀手

名医贺良

北京积水潭医院副院长，主任医师，从事创伤骨科专业多年，擅长于骨质疏松、骨折、膝部损伤的骨科疾病临床治疗与研究。兼职中华外科杂志通讯编委，中华创伤骨科杂志编委，中华医学会急诊医学常委。

|| 你知道么？

1. 二十岁之前的补钙更有效。
2. 活性维生素D不宜长期吃。

佟彤笔记

中国刚开始重视补钙的时候，我去参加一个相关的学术会，主讲“骨质疏松”的专家是个美国女教授，很幽默。虽然她那次来中国的更大任务是为一种就要进口的钙剂做宣传，但她说到兴奋时还是说了实话，透露她自己预防骨质疏松的方式，不是吃钙剂，而是“背着很重的行囊，世界各地地跑”，因

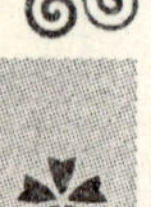

为这个过程中至少包括了补钙的两个重要环节：日晒和负重运动。因为骨头只有在受力变形时，才能发出命令身体增加骨建造的“信号”，建造多了，骨质自然就不会疏松了。

也就是说，当今越来越年轻化的骨质疏松，不完全是因为不喝奶不吃钙，越来越少的劳作和负重机会倒是很大问题。关于补钙问题，贺医生有很多话要说。

一、骨质疏松的典型症状是什么？

骨质疏松的典型症状以腰背痛多见，占疼痛患者中的 70～/‘～80%。疼痛沿脊柱向两侧扩散，仰卧或坐位时疼痛减轻，直立时后伸或久立、久坐时疼痛加剧，日间疼痛轻，夜间和清晨醒来时加重，弯腰、肌肉运动、咳嗽、大便用力时加重。

一般骨量丢失 12% 以上时就可能出现骨痛。之所以我们把骨质疏松称为“寂静的杀手”，也就是说在初期丢失少量的钙的时候，比如四五十岁时是没有什么症状的，也感觉不出来有什么不好。发展到一定程度，到五六十岁，就会出现腰膝酸软，背疼，无力。老年以后会变得驼背。

身长缩短、驼背等现象多在疼痛出现后出现。人体的脊椎椎体前部，几乎多为松质骨组成，而且此部位是身体的支柱，负重量大，尤其第十一、十二胸椎及第三腰椎，负荷量更大，容易压缩变形，使脊椎前倾，背曲加剧，形成驼背。随着年龄增长，骨质疏松加重，驼背曲度加大，致使膝关节挛拘显著。

每人有 24 节椎体，正常人每一椎体高度约 2cm 左右，老年人骨质疏松时椎体压缩，每椎体缩短 2mm 左右，所以，身长平均缩短 3cm～6cm。

骨质疏松人的骨折特点是容易发生“脆性骨折”，或者叫“低能量骨折”。所谓“低能量骨折”是在站立这个水平时坐到地下了或者摔倒了，在这个时候发生的骨折，而不是从高高的地方摔下来，或者被车撞了引起的骨折。如果有了“低能量骨折”，就有可能是骨质疏松了。

髋部骨折

调查显示，女性髋部骨折发生率较男性高出 2～3 倍，而髋部骨折一年后的死亡率为12%~20%。且如果女性有过一次椎体骨折，那么再次发生骨折的危险会增加2~4倍。

二、五种人最易患骨质疏松？

1.年龄大的减肥人。

年轻时候减肥一般不会导致骨质疏松，除非得了“厌食症”。“厌食症”时，首先是不吃东西，钙肯定不能足够摄人；同时，厌食之后人没有力量，缺少运动，也影响骨质的建设。

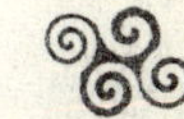

更年期前，或者更加年轻的女性体内的雌激素水平比较高，即使节食，身体也会充分利用吃的那点儿东西去补充，而且她们的雌激素充足，能把持住钙质。如果岁数大了，雌激素水平本来就在下降，钙给得再多也未必能用上了，所以就会出现骨质疏松。

2.女性停经以后。

女性停经之后，雌激素分泌减少。雌激素在人体里面有一个把持骨钙的作用。雌激素减少时，把持骨钙的作用变弱，此时是骨质疏松的高发时期。

3.日照不足。经常在地下室或者室内，缺少阳光照射，维生素D缺乏，不能使钙得到利用。

4.缺少运动。

人的骨骼细胞能感受到骨头的受力情况。骨头在受力时有一种微微的变形，从医学上讲叫“应变”，“应变”发生时，这些细胞就会感受到，并因此分泌前列腺素和一些细胞因子，来调动骨质的重建单元。如果受力受得大，就分泌很多的信号，命令身体多进行骨的建造，’建造多了自然骨质不会疏松。

5.身材瘦小者。

体格比较结实的人，不容易发生骨质疏松，这可能和小时候营养、运动比较合理，基础打得比较好有关。相比较而言，弱不禁风、瘦瘦小小的女性，老的时候比那些强壮的人患骨质疏松的比例要大一些。

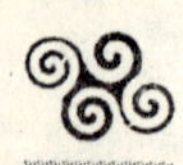

骨质密度检查：

正规医院可以做骨密度检查。像照 X 光片，躺在骨密度床上，机器自己转动，大约十分钟之后骨密度测定的结果就出来了。按照世界卫生组织的标准，如果你比年轻人的峰值骨量低了 2.5 个 SD，那么就可以诊断骨质疏松了。一般一年测一次测骨密度就可以。

佟彤说：不论男女，身体里都是雌雄激素共存的。脂肪细胞是雄激素转为雌激素的场所，胖女人由于脂肪多，能转化的场所也多，雌激素就容易产生得多，所以她们会比瘦女人更有女人味儿，也比瘦女人不容易有骨质疏松。想减肥的女人，先要搞清这个道理。

三、骨质疏松时最容易在什么部位骨折?

1. 脊柱。

临床上见过很多七十多岁的老太太，驼背到了“面朝黄土，背朝天”的地步，其实都是骨质疏松的结果。

人类的脊柱有点像码积木，方方正正的，一节一节可以摞到很高很直，如果码到一定高度，稍微加一点重量就会向坡面倾斜，就会倒塌。老年人的脊柱就是这样，一旦出现一个椎体的损伤，脊柱就会倾斜，倾斜的椎体可能去把持、去拽韧带、肌肉，这种长期的超负荷把持就会出现背疼。因为斜坡前面的那些骨头受到更多的压力，会导致一节一节骨折，最后很多节骨折的时候，这个人就“面朝黄土背朝天”了。

2. 髋关节。

髋关节也是骨质疏松最多发的地方。髋关节骨折一般有两种类型：股骨粗隆骨折和股骨颈骨折。

3. 手腕。

滑倒时发生的骨折最多见的是髋部、手腕。有一定运动能力的人，滑倒的时候反应比较快，挣扎的时候手腕骨折的就比较多；如果根本没有反应就摔倒了，髋关节骨折的就比较多了。

> 佟彤说：街头按摩师最容易把小毛病弄大，特别是老年人，本来就骨质疏松了，经不起特别强手法的牵拉，比如关节脱臼的时候很多人自己复位，但错误的拉、拽、推会使本来就“酥”了的骨头被撕裂，使骨片脱落下来。

四、补钙要趁早

钙在人体里的储存大部分在十几岁、二十几岁之前就完成了。所以一定要强调幼年的时候多运动、多喝牛奶、多补钙。

这是因为这个时候的骨头，就像一个开着门的“银行”，只要把钙放进来就能收。但是到了20岁以后，“银行”就要关门了，再想往里面放东西就开始不接纳了。这个时候再补钙，只能把消耗掉的钙补上，想要储存更多的钙就不可能了。所以现在四十岁以后喝牛奶呀，吃钙片呀都只能把每天丢失的钙、消耗掉的钙补上来，想把骨头建设得像年轻人一样好，已经没有机会了。

“骨质疏松”是个寂静的杀手，四五十岁症状还不明显，到六七十岁的时候就变得很厉害了，有一个很缓慢、很长的下降区，但是下降一旦发展到一定程度，会有一个陡降期，如果到了这个时候再治疗就没有什么好办法，包括吃止疼药、骨质疏松的药大多疗效不好了。及早补钙的话，可以让陡降期变得长一些，尽量地往后推，生活质量会提高。

现在三四十岁的人小时候也没有及时补钙，知道补的时候已经过了“银行”开门的时候。后来又讲究节食减肥，又很少有体力活动，钙会加速缺失，所以是个骨质疏松的高危人群。他们补钙虽然没有了“锦上添花”的效果，但可以减缓缺钙的发展，还是很必要的。

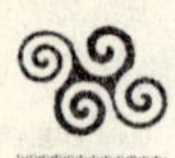

佟彤说：对于不喜欢喝牛奶的人来说，吃芝麻酱是很好的补钙方式，它的钙含量仅次于奶制品，比豆类还高。每100克芝麻酱含钙870毫克，只比补钙最常用的虾皮低。同时，芝麻酱含铁也高，比猪肝还高一倍，比鸡蛋黄高六倍。吃10克芝麻酱相当于吃30克豆腐所含的钙；吃一汤匙芝麻酱，相当于23克猪肝或80克鸡蛋黄所含的铁。现在女性也讲究补铁，芝麻酱正好兼顾了。

五、牛奶和豆浆哪种更适于补钙？

喝牛奶是一个不错的补钙方法，因为牛奶里面的钙和蛋白结合的比率是最容易让人吸收的。至于喝牛奶好还是喝豆浆好？这就得分析着说。

喝牛奶是因为钙和蛋白结合得好，吸收的钙就比较好。但是还有一类，虽然豆浆里面的钙和蛋白结合的比率不比牛奶好，但豆浆里面含有一种植物的雌激素，这种植物的雌激素进入到人体以后，特别是对于女性，可以弥补雌激素缺乏，而雌激素又有很好的强骨的能力。所以对于补钙来说，喝豆浆和喝牛奶都是很好的方法，如果是四五十岁的女性，多喝豆浆更适合。

六、晚上喝牛奶更利于补钙？

骨头是一个钙库，血里需要钙的时候从骨里调出来，不需要就放回去。白天从骨头里面调入血里的钙是比较少的，但是到了晚上睡觉的时候，白天吃的东西大概也就能维持两三个小时就没了，后半夜就要调动骨头里的钙进人血液里，所以有人建议晚上临睡前喝杯牛奶，减少骨钙的动员。

佟彤说：很多人坐在玻璃幕墙里面办公也变黑了，觉得可能也吸收了紫外线，其实不然。虽然晒了太阳，但那种被玻璃隔掉的照射，刺激不了皮肤的胆固醇变化维生素 D，不能帮人体补钙——这是骨质疏松专家的话。

但皮肤科医生对这缕射进房间的阳光还是很在意的，因为玻璃只隔离了紫外线 B，紫外线 A 照常穿过，所以即使坐在屋子里也要用防晒霜，否则皮肤还是会受到伤害。

七、维生素 D 百吃无害么？

皮肤表面有一层胆固醇，太阳一晒，这个胆固醇就变成了维生素 D 的前体了，维生素 D 的前体经过肝脏、肾脏的处理，就成了有活性的维生素 D，它可以促进钙的吸收，刺激长骨头。

现在市场上的维生素 D，钙片里加的维生素 D 有两种，一种维生素 D 是全活性的，不需要经过肝肾处理，还有一个需要经过某一部分的处理。

活性的维生素 D 应该算为一种激素，跟其他激素生产和消耗的道理是一样的。如果你吃进去很多活性维生素 D，身体自己就有一个反馈机制，自己生产的维生素 D 就会减产。如果你长期吃，就等于是靠“外援”支持，身体里面的内平衡就会失控，血钙就可能不正常。所以，这种活性的维生素 D 最好不要长期、大量地吃，适当的时候还要做一个血钙的检查。

如果身体没有什么病，肝脏也好、肾脏也好就可以吃半活性的维生素 D。

八、骨质疏松能不能用药治？

到目前为止，治疗骨质疏松药物除了钙和维生素 D 这些基本的补充剂以外，还有特殊治疗骨质疏松的药。

骨质疏松发生机理是新陈代谢中去骨去得太多，新生骨又太少，药物一

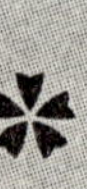

方面针对骨丢失，不要让它流得太多，另一方面刺激骨生成，“节流”和“开源”相结合。

目前治疗骨质疏松的药物中，属于“节流”一类的比较多，比如二磷酸盐，目前报道的连续服用十年的结果还是不错的，还有像降钙素也可以算作一类，还有一些雌激素受体调节剂也是“节流”的，基本上是这三种。目前还没有一个刺激骨生成的药。还有一部分中药也有效果，比如骨碎补、淫羊藿。

80%椎间盘突出无需手术治疗

名医孙宇

北京大学第三医院脊柱外科主任医师，硕士生导师。留学 ABERDEEN（阿伯丁）大学医学院，并获英国国家专科行医执照。近年来注重于对以“颈性眩晕”为主要症状的交感型颈椎病的发病机制、临床诊断与治疗方法的研究。长于颈椎病、颈椎管狭窄、颈椎畸形、颈椎创伤；腰椎间盘突出、腰椎管狭窄、腰椎滑脱的治疗。主持实施国家“十五”科技攻关项目——应用微创技术治疗颈椎疾病及其相关研究。

||你知道么？

1. 严重的椎间盘突出需要急诊手术。
2. 80%的腰椎间盘突出可以保守治疗。
3. 椎间盘突出时，由疼痛转麻木是神经受压严重的信号。

佟彤笔记

和孙医生一起做直播才知道，像“椎间盘突出”这样的慢性病，也会急迫到必须在48小时内做手术的程度！否则被突出的椎间盘压住的神经，就可能永久失去功能，因为神经的损伤是不能修复的。

另一个让我恍然大悟的是，从原来让人睡不了觉的腿疼，变成可以忍受的腿麻，不是椎间盘突出问题的缓解而是加剧！是神经进一步损伤的信号！

一、腰腿麻其实比腰腿疼更严重

椎间盘是灵长类动物特有的一个器官。人类直立行走后，椎间盘从单纯的连接椎体活动的组织，变成了承重、减震的器官，所以非常重要。

我们可能都见过“羊蝎子”或者“猪腔骨”，两块骨头中间都有一个果冻一样的东西，那就是髓核。脊椎的纤维环把髓核包在里面，有屈伸旋转的时候，这个纤维环可以使脊椎保持屈伸、旋转的功能，那就是椎间盘，中间的髓核像液体一样，可形变但不可压缩。

我们奔跑、跳跃时，椎间盘会发生一定的形变来吸收和减轻来自地面的震荡。椎间盘是由纤维环一层一层组成的，细小的纤维可能发生断裂，当纤维环断到一定数量的时候，在某个方向的力量相对薄弱了，当有垂直力量压缩到脊椎时，髓核就会向压力小的方向移动，随后突破纤维环，这个时候就叫“椎间盘突出”。突出的果冻一样的东西就是髓核。

椎间盘的后方有着重要的神经结构，突出的髓核压迫到神经，就会产生一系列的神经受压的症状。

人体的腰椎结构当中，第四节腰椎和第五节腰椎的负荷是最大的，也是腰椎间盘突出症发生率最高的，占80%之上。这一部位的椎间盘突出时，压迫神经就可以引起放射性疼痛，就是我们俗称的“坐骨神经痛”。

“坐骨神经痛”典型的表现是从臀部开始，沿着大腿的后方到小腿的后外侧，一直到足背或者足底，老百姓形容说是“串着疼”，这种情形出现时，基本上就能诊断“坐骨神经疼”了。

随着“椎间盘突出”持续发展，对神经的压迫、损害会逐渐加重，往往会由疼痛转成麻木。

麻木是疾病发生更进一步的表现，而疼痛只是神经根受到刺激后出现的一种反应。疼痛的时候神经功能还是好的,疼痛就是不断告诉大脑:“这个地方出问题了,管管我吧。”出现麻木就说明神经传导功能障碍了,连“求救信号”都发不出来了,再进一步发展就会出现无力的表现,比疼痛时问题更严重。

接着,病人会觉得抬脚费劲,走路的时候腿发软,发展到这一步时,椎间盘突出已经到了比较严重的时期。如果再进一步发展,会产生一个严重的临床反应,叫“足下垂”。

“足下垂”就是神经根完全被压住了,它的传导功能丧失了,这个时候要迅速采取治疗。

还有更严重的情况。腰椎间盘后方有“马尾神经”,受损害严重时,会出现大小便控制不住甚至完全失禁的状况。“马尾神经”一旦受到这种损害,即便做手术,恢复起来也很困难,有的甚至很难恢复。

二、特别瘦和特别胖的人都易“椎间盘突出”

腰椎间盘突出在两种人当中容易出现,特别瘦的人和特别胖的人。特别瘦的时候肌肉力量肯定差,不能分担脊椎的负担。特别胖的时候体重过大,脊椎的受重本身就很大,很多人问我怎么从饮食、生活上预防?那就是首先保持一个适中的体重。

三、带腰带能减轻“腰椎间盘突出”?

很多人觉得腰有伤就应该经常带腰带或者很宽的腰围起到保护作用。腰带在腰椎间盘突出急性期确实是有作用的,可以减轻肌肉的负荷和痉挛,但是一旦症状消失就要把腰带解除,因为长时间带腰带,通过外力给予支撑,自身肌肉的力量就会放松,医学上叫“废用性萎缩”,椎旁肌一旦出现“废用性萎缩”,最后的结果就是摘不下这个腰带了,摘了腰带,脊椎就会出问题。

四、手术是“腰椎间盘突出”最好的治疗方法?

80%的腰椎间盘突出症是可以通过保守治疗来解决的。

腰椎间盘突出症的发生原因主要是纤维环的破裂,而大部分不是全层破裂,一般最外层还是完整的,内层部分破裂。好像我们吃的“豆沙包”,皮薄的话能看到里面豆沙的情况,但是没破皮儿。大部分椎间盘突出就是这种情况,最外层还是完整的,又叫做“囊内突出”,还没有完全破出来,只是开始向外鼓出来了。

这种情况下,如果经过医生检查,发现神经损害并不是很严重,一般都采取保守治疗的办法。所谓保守治疗最主要的一点就是休息,这个休息指的是卧床休息。

腰椎间盘突出是人类特有的疾病,人在卧床休息的时候,椎间盘不再受压,已经突出的部分就会回纳一点,对神经根的刺激就减轻一点。可以仰卧、侧卧、俯卧,怎么舒服怎么来,但是不能睡很软的床。

第二点,可以适当服用一些药物,活血化瘀的中药确实能改善神经根周围的血液循环,缓解疼痛,比如坐骨神经痛。还有西医的消炎镇痛药,这个“消炎”不是抗生素类的“消炎”,因为椎间盘突出的炎症不是因为感染引起的,而是类似阿斯匹林类所消的“炎症”。除此之外,还有一些神经营养药,也有一定的缓解作用。

如果条件许可,可以适当做一些腰椎的牵引。注意:这种牵引不是我们理解的把腰椎拉开了,椎间盘之间的突出就回纳了。牵引的主要目的是缓解椎间盘突出引起的椎旁肌的痉挛,痉挛消除了,病人的症状就能够得到改善。

有时候,经过一段时间的保守治疗,再做CT和核磁,会发现椎间盘突出好了。实际上。这不是椎间盘被回纳,而是原来在椎间盘突出同时还有水肿的表现,现在是水肿消失了,自然症状就减轻了。

佟彤说："腰椎间盘突出"的病人有经验说，在止疼的膏药里，"奇正消痛贴膏"的效果比其他膏药要好，可能是渗透性好的原因吧，在没得到医生的正确治疗前，用这种膏药至少能很快缓解疼痛。

五、按摩、注射胶原酶能治好"椎间盘突出"吗？

很多人会误以为按摩能使突出的间盘复位，其实不可能，椎间盘是在一圈骨头最中间的，周围一圈是坚硬的骨质，就好像"豆沙包"破了，隔着笼屉是不可能把"馅"塞回去的。

如果按摩不得法，非但不能使症状减轻，反而会使症状加重，甚至于会突然出现"足下垂"或者是马尾神经功能障碍引起大小便失控。所以我们一般都建议病友接受轻手法的按摩。它只有辅助作用，也是缓解肌肉的痉挛使症状减轻。

胶原酶属于介入治疗，是椎间盘突出治疗中最近呈现的新疗法，是介于保守和手术之间的治疗。胶原酶的注射，是通过打进的药物溶解一部分髓核组织来达到内部减压的作用。

这些治疗因为本身是微创的，所以治疗效果有局限性，最好的适应症是很早期的椎间盘突出，对已经突出的椎间盘是没有办法的。治疗第一次时症状可能会改善明显，第二次以后往往效果会差些。

六、什么样的椎间盘突出才适于手术？

手术治疗要有一个明确的指征。过去讲是保守治疗三个月无效的可以考虑手术。现在这个时间缩短了，如果正规、系统的保守治疗六个星期后，仍然没有得到明显的改善，或者是治疗好了以后很快又发作了，就可以考虑手术治疗。

另外，病人的症状严重到影响他的生活和工作，比如说腿疼，夜里睡一两个小时就要疼醒了，根本没法正常生活，这个时候也可以考虑手术。

一些更极端的情况就需要急诊手术了。

一种情况是,巨大的“椎间盘突出”引起的“足下垂”,大部分是突出发生在腰4、腰5这个阶段。发生“足下垂”,就表示神经根已经受到了非常严重的损害,这个时候必须要争分夺秒,赶快手术,解除压迫。因为神经一旦受到损害是不可逆的,不可再生的。具体地说,最好是在出现症状以后48小时内手术!

第二种情况是突然的突出引起马尾神经功能障碍,臀部、肛门周围出现麻木,大小便失禁或者是解不出,都要赶快急诊,确诊是“腰椎盘突出”的时候就应立即安排手术。

有人做了手术之后担心复发问题。对于一般椎间盘突出症,我们会摘除突出的那部分,80%的髓核组织还留在椎间盘内。如果手术以后不注意的话,特别是不注意腰背肌的锻炼,椎间盘负荷增强的时候,那80%可能还会再突出,所以腰椎间盘突出症在手术后复发的可能性还是有的,但最近几年来的统计显示,复发率已经很低了。

中国讲究“坐如钟,立如松”。从保护脊椎角度看这是很正确的,坐直的情况下,腰肌可以分担一些腰椎间盘的压力,椎间盘突出发生的几率就小了。

七、什么情况会使椎间盘突出突然加重?

椎间盘突出绝大部分采取保守治疗,在保守治疗期间,病人起坐的姿势非常重要。特别要避免长时间坐低矮的椅子,或者桌子和椅子高度不匹配,这种隋况下,腰椎的负荷都是超量的。斜着、歪着坐着,猛地一起身就可能造成腰部肌肉收缩的不协调,就会引发椎间盘突出。

还有一个很容易发生的情况,是弯腰捡东西,一下子就把腰扭了,不能动了,都可能是椎间盘突出导致的。所以我们推荐大家学学“空中小姐”下蹲的动作,总是保持上身直立、弯腿的方式。这样的姿势负荷都在膝关节和髋关节上,腰椎负荷小得多,对腰椎是种有效的保护。

最忌讳的是膝关节和髋关节都是直立,直着腿弯腰下去,特别是搬重东

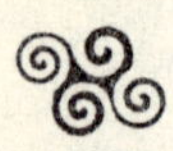

西的时候,这种姿势腰椎的负荷可以是平时的几十倍!

每个人都体会过腰疼,但是80%的腰疼不是椎间盘突出造成的,实际上都是肌肉力量不足、腰肌劳损造成的。所以,如何避免腰肌劳损,这是我们生活当中需要特别注意的问题。

第一个应该注意坐姿,最忌讳坐在那儿驼着背,像猴子。样,腰背后面形成一个弧,这种情况下腰肌和腹肌处在放松状况,全身的负荷都在椎间盘上。只有在坐直的时候,腰肌、腹肌处于紧张状况,对椎间盘才可能形成保护。

佟彤说:在所有姿势里,腰椎间盘承受压力从大到小的排序是:坐着,站着,躺着。俗话说"站着说话不腰疼",从医理上说,站着说话引起腰疼的可能确实比坐着时小。

腰肌锻炼方法(又称"小燕飞")

俯卧床上,去枕,双手背后,用力挺胸抬头,使头胸离开床面,同时膝关节伸直,两大腿用力向后也离开床面,持续3~5秒,然后肌肉放松休息3~5秒为一个周期,这种方法俗称"燕飞"或"小燕飞"。

对于腰肌力量较弱或者肥胖的人来说,上述方法比较费力,可以采用"五点支撑"的方法锻炼:仰卧在床上,去枕屈膝,双肘部及背部顶住床,腹部及臀部向上抬起,依靠双肩、双肘部和双脚这五点支撑起整个身体的重量,持续3~5秒,然后腰部肌肉放松,放下臀部休息3~5秒为一个周期。

椎间盘突出急性期时应该卧床休息,等到痛基本缓解时,再练习"小燕飞"。

八、腰椎管狭窄有什么办法?

"腰椎管狭窄"和"腰椎间盘突出"两个不太一样。"腰椎管狭窄症"是老年人多见,"腰椎间盘突出症"是青少年容易得。要是岁数偏大一些,有一些腰椎的增生导致的椎管狭窄，保守治疗不一定是很好的，要到专科医院听取专科医生的建议。

九、腰椎峡部裂需要治疗么？

腰椎峡部裂在腰椎疾病中也是一个比较常见的疾病了，原因是复杂的，有先天性的因素和后天性的因素。峡部裂最多见引起的是腰痛。

如果偶尔有机会拍了张片子发现有腰椎的峡部裂，一定要请专科医生给予详细的检查和治疗，只有个别病人的腰椎峡部裂需要通过手术治疗来修复，绝大部分峡部裂没有明显继发症状时是不需要手术的，通过增强腰肌的力量，可以代偿、抵消峡部裂带来的负面影响。有很多国家运动员级的健将，像体操运动员、舞蹈演员都有峡部裂，但是通过良好的腰部肌的训练，没做手术，照样可以拿奖牌、演出。

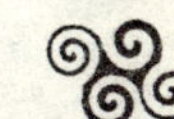

> 佟彤说：受凉是椎间盘突出复发和加重的重要原因，受寒受凉以后毛细血管收缩，肌肉一紧张，间盘压力就增加，髓核挤压后边神经的力量就会增大，就要出现疼痛了。

一着急就泻肚怎么办？

名医张声生

主任医师、医学博士，首都医科大学附属北京中医医院消化科主任，研究生导师。曾赴加拿大、瑞士、德国、法国等国交流、考察。现为国家中医药管理局中医消化重点学科带头人，国家中医药管理局脾胃病重点专科建设单位带头人，北京市中西医结合消化重点专科带头人，国家新药评审委员，国家自然基金评审委员，卫生部奖励评审专家，中华中医药学会科学技术奖励评审委员等。承担国家"十一五"支撑课题两项、北京市级课题两项。擅长于溃疡性结肠炎、肠易激综合征、消化不良、慢性萎缩性胃炎及胃癌前病变、胃食管反流病、非传染性肝硬化腹水、消化性溃疡、慢性腹泻及中医胃痛、胃胀、泄泻、便秘、反酸等疾病的治疗。

||你知道么?

1. 慢性腹泻要关注提示肿瘤的"报警状态"。

2. 肝脏、胰腺、胆囊、甲状腺问题都会引起慢性腹泻。

3. 微生态药物对慢性腹泻有益。

佟彤笔记

约到张主任很难，因为他任职于北京人最认可的中医院，位于东城区宽街的北京中医医院。这里曾经出过关幼波、赵炳南等京城名医，医院始终是人们心中的"老字号"。

作为现任的消化科主任，张声生绝对算得上青年才俊，他身兼的多个学术职位和多个国家课题就是证据。也因此，看他的门诊，要在前一天夜里三点去排队，一个下午的门诊，他要看完六十多个病人，其中不少是从外地赶来的"一着急就泻肚"的病人。

让这些病人难堪的是：汽车在外边等着，自己却非要马上解决"内急"；朋友聚会正高兴，一口凉菜下肚马上就问服务员厕所在哪儿？张主任说，虽然这种"功能性腹泻"大多只是影响生活质量，不会要命，但"老泻肚"们，也会因为病"皮"了而忽视泻肚掩盖的肿瘤问题，乃至其他器官的慢性疾病，其实，肝脏、胰腺、胆囊、甲状腺等等，都可能是腹泻的最终"罪魁"。关于各种腹泻问题，张医生的经验之谈很值得一听。

一、什么是腹泻的“报警状态”？

腹泻在生活中常见，各种各样的情况都可以发生：肿瘤时会发生腹泻，溃疡性结肠炎也会有腹泻，肠道息肉局部有炎症时也会腹泻，还有的病人因为长期腹泻怀疑自己得了肿瘤，结果一查居然是肝炎。

但绝大部分的腹泻情况都是良好的，功能性的，它的发生率正在增加，主要和社会的发展，饮食结构变化，心理压力增加有关。但是很多腹泻的性质自己是不能判断的，尽管癌症发病的还是很少的，但是赶上了就是100%，所以如果有下面的“报警症状”要特别注意：

1. 腹泻原来很轻，近来越来越重；

2. 体重最近一直减轻，降得厉害，身边的人会说你脸色苍白，不好看；

3. 去医院检查时发现有贫血，再检查大便还发现有“潜血”。

如果出现上述三种症状就要仔细检查了。

二、经常腹泻的人，如果去医院检查，该从什么查起？

因为腹泻到医院时，医生会问你“除了腹泻还有什么其他症状”？会问“腹泻是怎么个泻法？是水泻还是脓血样的？”如果是脓血样的话，可能要考虑的一个是结肠炎、一个是痢疾。

痢疾包括细菌性痢疾和阿米巴痢疾。阿米巴痢疾在城市来说是比较少的，细菌性痢疾还是挺多的。天气变热后，吃的不干净了，突然出现肚子疼，拉脓血便甚至发烧，这种时候就可能是细菌性痢疾。

医生会让你做大便的常规检查、做“便培养”，如果发现大便里有“痢疾杆菌”那就可以确定是痢疾了。

对于慢性腹泻首先会让你查一个生化指标，就是我们常说的验血，看病人的肝功能有没有问题。因为肝炎、胰腺炎都可以导致腹泻，从生化指标的异常上可以发现根本原因。

还需要查个“B超”。“B超”主要是排除肝、胆存在的问题。

最后需要的话可以做一个肠镜。可能会发现肠道里面有很多连在一块儿的溃疡,或者虽然没有溃疡,但肠道里面的黏膜很粗糙,一碰就出血,通过做病理检查可以排除肿瘤,确诊溃疡结肠炎。

溃疡性结肠炎并不是感染了某个细菌,而是跟免疫相关的多因素的疾病。如果肠镜发现了息肉、溃疡等其他问题,就不能诊断为我们所说的“功能性疾病”了。

另外,有时候还需要根据症状测量甲状腺激素,看看有没有甲亢的存在,因为甲亢也可以导致腹泻。

一般来说,“功能性”的病比较轻,比如一急就泻的“肠道功能紊乱”、“心脏神经官能症”等等,检查的话并不能发现肠道、心脏的结构有什么问题,而只是功能失调紊乱,一般都和心理因素有关,比较适合中医和西医内科治疗,从整体解决。

如果医生说有了“器质I生的改变”,那就是通过B超、X光能发现实在的东西了,比如长了个瘤子,或者心脏二间瓣变形,或者肠道里有溃疡了之类的,都属于“器质性病变”。西医外科比较擅长处理这个,能切掉的切掉,能修补的修补。

三、肝脏、胆囊、胰腺、甲状腺引起的腹泻有何不同?

与肝胆病有关的腹泻,在腹泻之外往往还伴有吃油腻之后加重,或者同时没有食欲,厌油,看到油性的东西恶心,尤其是有肝炎病史的人。如果是吃油腻就腹泻,可能和胆囊有关,胆囊被摘除的人也容易出现这个问题。

如果是胰腺炎引起的腹泻,往往有暴饮暴食的历史,但是暴饮暴食不是绝对的概念,有的人只吃了两根油条或者只喝了一点酒就犯病了,腹痛、腹泻、呕吐,这种情况应该考虑是不是胰腺炎,尤其是青壮年人。

如果本身就是肥胖的人,平时血里的甘油三脂就高,又是吃油腻之后突然出现了腹痛、恶心、呕吐的,可以发低烧,也可以不发烧,一定要想到会不会是胰腺炎?胰腺炎分为轻度、重度,重度的死亡率比较高。

重症胰腺炎表现的症状比较重,但不能完全从腹痛的严重与否来判断是不是，有的不痛也是重症胰腺炎。青壮年，肥胖的，又吃过油腻的人，心里要有胰腺炎这根弦，腹痛不能忍忍就算了：

有人可能想不到，甲亢也会引起腹泻，这种腹泻一般会伴有甲亢本身的表现。甲亢是一个高消耗性疾病，可以表现出健忘、烦躁、出汗、心慌、腹泻、吃的多、消瘦等等。

甘油三脂本来就高的人如果在饱餐了一顿油腻之后突然肚子疼，而且还发烧，一定要想到会不会是胰腺炎？这是医生的经验之谈了。因为这种人的胰腺始终在为处理油脂“忙碌”，新吃进去的一顿油腻终于使胰腺“超负荷”了。要知道，即便在现在，“坏死型”胰腺炎的死亡率也是很高的，延误的话会出人命。

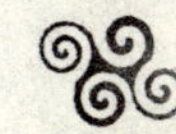

四、溃疡性结肠炎会癌变么？

10 年以上溃疡性结肠炎病史的病人要特别警惕。

溃疡性结肠炎以前在我们国家是比较少见的，一般在欧洲常见，这几年发病率明显上升，可能跟环境、饮食改变都有关系。发病的确切原因是不太清楚的，但是有一点可以肯定，跟免疫有关。因为这个原因，溃疡性结肠炎是个难治性疾病，所以我们国家在“十一五”计划中把它列为“重大疾病”。大部分溃疡结肠炎的病人都会复发，很多病友们都知道，一直吃药，至少要服药一年半，而且一停药就犯。

需要提醒的是，溃疡性结肠炎要定期做检查。有的病人长期反复发作，黏膜不断地受伤，肠道就要变狭窄了。还有的病人长期发作以后，出现了肠道的肿瘤。一般来说，患溃疡结肠炎 10 年以上的人，癌症的可能性是增大的。

溃疡反复发作也可以形成息肉，息肉跟大肠癌也有很大的关系，如果做肠镜发现了息肉，我们建议是要切除的，可以明显地减少大肠癌的发生。目前息肉切除完全可以通过肠镜完成，很简单。

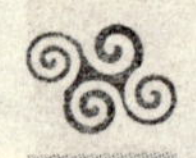

佟彤说：有一次我爱人体检，发现“甘油三脂”高，但是他不是胖人。问做了内科主任的大学同学。她说，没事，少吃油，多活动活动再查就没事了。果然，按她说的做了几个月再查，已经正常了。和胆固醇高相比，甘油三脂高更容易通过节食、运动来见效。也就是说，甘油三脂高大多是吃出来的。

五、体检时被诊断是“结肠炎”，需要治疗吗？

首先解释一下什么是“结肠炎”。我们给病人做肠镜之前是要洗肠的，要帮助肠子把里面的粪便排干净。这些洗肠用的药物会对肠道有刺激作用，做肠镜时，医生都会看到肠道的黏膜充血、水肿，有时候医生可能给你下一个诊断：“结肠炎”。事实上如果没有其他问题，这种“结肠炎”其实没有多大意义，更多的是给你提供一个功能性的疾病的参考，如果他以前就有一着急就泻肚的现象，可能就是我们经常所说的“肠道易激综合征”了，是典型的功能性腹泻。

这样的病人会经常表现为腹泻、腹痛，而且往往是便前腹痛，便后减轻或者缓解。情绪一紧张或者饮食稍微不注意马上发作，比如吃点凉的、喝点牛奶，车在外边等着你却非上厕所不可，和同事一聚会先得去找厕所。如果做B超也没发现什么事，这种情况下可以给他下一个更确切的诊断，应该是“肠道易激综合征”。

患这种病的很多都是白领、领导、压力比较重的一群人。我们流行病学的调查研究表明，白领要多于蓝领，知识分子要多于工人、农民，思想相对复杂一点的人也是高发人群，主要是年轻人，老年人倒是还少见。

这种病过去也叫“结肠过敏”或者“过敏性结肠炎”、“神经性结肠炎”、“肠道神经功能紊乱”。很多人为此住院检查，哪都没事，但是病人的难受是实实在在的，严重的可以泻到脱水、酸中毒的程度。

我在门诊碰到一个病人，泻得很厉害，已经没法工作了，自己天天想的就是这个问题，吃饭、聚会都不敢去，要去第一件事就问“厕所在哪”，他为此非常郁闷、烦躁，这样就发展成了“肠道易激综合征”，伴有焦虑抑郁状态了。

心理压力非常大，对腹泻问题反过来又有加重的作用，这种情况除了治腹泻本身，还要加一点抗焦虑、抗抑郁的药，无论是中药还是西药都可以。

佟彤说：有的抗抑郁的药起效较慢，吃药两个星期才能发挥效用，这是药物的特点决定的。所以，要是吃抗抑郁药，要向医生问清这一点，不是药没用，也不是你病太重，只是还没到药物起效的时间。

六、怎样从大便中初步了解自己的病情？

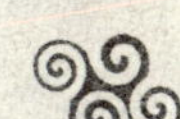

大便检查时常说的“脓血便”的脓像鼻涕叫阵，血也不是鲜血，如果是鲜血的话，痔疮的可能就大了。脓血便的血一般是暗红色的，溃疡性结肠炎时会出现。

癌症的便血和痔疮便血也有区别，没有医学知识的普通人很难自己区别，肿瘤长的位置不一样，出血的情况也不一样，如果就长在肛门口，可能便鲜血，和痔疮差不多，但一检查发现是直肠癌。如果肿瘤的位置比较高，大便里一般看不到鲜血，去医院做大便常规时才可以被发现。

而且肿瘤早期出血量很少，比如出血 5 毫升，肉眼是看不见的，肉眼要是能看见时，出血量就比较大了。

佟彤说：痔疮和位置比较低的直肠癌引起的出血，一般人自己看不出来区别，都是便鲜血。很多人因此就觉得自己是“痔疮”了，不是说“十人九痔”嘛。其实只要到医院的“消化科”或者“肛肠科”，做个“肛门指检”就能发现。因为便血看起来和痔疮类似的中位、低位的直肠癌，90%都能通过指检摸到。所以直肠癌的误诊大多是病人自我诊断造成的。

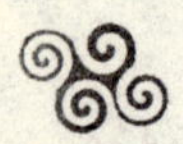

七、"黄连素"现在还能用么？

如果不是细菌感染性的腹泻是不需要吃消炎药的！因为没有炎可消呀！吃了消炎药不但没好处，还有坏处，一方面造成耐药，以后再真正感染细菌时，用抗生素就不管用了，另外还会破坏肠道的正常运行。

比如说今天你出差，从北京到上海去，其实没有吃什么变质的东西却发生了腹泻，实际上是水土不服，最好是饿一饿，让胃肠休息一下，如果吃点"黄连素"问题倒不太大。从现在看，"黄连素"有很好的肠道黏膜保护作用，它本身的消炎作用倒是很弱，并不是消炎药。

八、慢性腹泻的人可以用生物菌类药物么？

慢性腹泻的人倒是应该吃点微生态的药物，就是生物菌。因为正常的肠道里有大量的细菌，有一部分是有益菌，有一部分是没有好处的菌，正常情况下相安无事，如果你老吃消炎药，或者其他原因造成的慢性腹泻可能会破坏这种平衡。

研究表明，大概70%左右的慢性腹泻都存在着肠道菌群的失调，这时候吃点"微生态"类药物，比如乳酸杆菌、"整肠生"之类的可以使肠道菌群恢复平衡，服用微生态类药物一般两三天后就能止住泻了。

还可以服用肠黏膜保护剂。西药中"斯密达"，中药的很多汤药、成药都有肠道黏膜保护作用，如果属于"湿热"的腹泻可用"肠胃康"和"葛根芩连丸"。可以保护腹泻伤到的肠黏膜。

同时饮食要以清淡为主，喝点米汤、吃点面片之类好消化的，这时候不要暴饮暴食。

如果情绪比较焦虑、抑郁，又是长期的腹泻，医生可能会诊断为"慢性腹泻伴有抑郁状态"，可以加一点抗抑郁药物，也可以用中药调理。

九、治泻肚的中成药怎么吃

中医治疗这种功能性腹泻、腹痛一般要"舒肝"，因为"肝主舒泄"，认为很多情绪紧张的病人都是"肝郁不舒"，从肝影响到了脾，注意，这个肝和脾都不是西医的肝和脾，中医的脏腑其实是一组功能的组合，在这里包括了消化系统，

所以，医生和病人的沟通很重要，要帮病人把情绪调整好，把不顺心的事情往好的一方面想，每天快快乐乐的，第二个才是药物治疗。

除了"逍遥丸"来舒肝，药店里还有"参苓白术散"、"四君子丸"，都是健脾的，对慢性的功能性的腹泻都有效。

如果平时吃凉的就泻，吃点温的肚子就舒服，一般都属于寒性体质，可以吃点"附子理中丸"。湿气比较重的人一般舌苔比较厚腻，大便总觉得不痛快，好像擦屁股都擦不干净，这就是中医讲的"湿热"，往往是体质比较胖，爱吃肥肉的人，可以用"葛根芩连丸"。

十、有没有吃了不产生依赖的通便药?

习惯性便秘靠药物通便只是权宜之计，现在总的来说，西药比较好的还是"溶积性泻药"，我们常说的"乳果糖"、"聚乙二醇"都是这类，这种溶积性泻药一般不会有依赖性，它是使大便的体积增加而促进排便的。

刺激性泻药是会产生依赖性的，藩泻叶、大黄都属于刺激性泻药。如果长期吃某一种刺激性泻药会造成大肠发黑，这种状况跟癌有一定的关系，尽管还不能确认，但不适合单一地长时间地用药，必要时要和其他药物配伍。

很多人关心习惯性便秘的治疗有什么绝招。第一个是饮食要改变，一定要多吃粗粮、粗纤维的食物，有利于促进肠道的运动；第二，要多喝水，大便没有水是排不出来；第三是要运动，有的人说每周去做一次健身，这不是我们所说的运动，这种"突击运动"不管用。正确的方法是每天都要走一走，活动活动。因为长期坐的话，盆腔、肠道都处于瘀血状态，经常活动对排便

有好处;第四点也是很重要的,平时要养成排便定时的习惯,每天定时排便,不能因为时间紧随意改变,久之就会形成习惯性便秘。

敷脐疗法

补骨脂、附子、肉豆蔻、五味子药材混合,研成细末,用醋调成糊状,敷于脐孔,用纱布覆盖,透气胶布固定,一般保留6~12小时,连用7日为一疗程,可重复2~3个疗程。特别适于寒湿明显的腹痛、腹泻。

皮肤敏感者可缩短时间,皮肤耐受性好的人可适当延长,但最好不超过24小时。急性病变、体内有湿热、肚脐有炎症或皮肤严重过敏的人不宜使用这种方法治疗。另外空腹或餐后也不宜马上实施中药敷脐。

慢性咳嗽不是肺的事儿?

名医张纾难

中日友好医院中医呼吸科教授、主任医师、医学博士;世界中医药学会呼吸病分会常务理事兼秘书长,中华中医药学会急诊分会常务委员兼副秘书长,中国医师协会养生专业委员会常务委员。

||你知道么?

1. 皮肤异常的色素沉积,异常的瘙痒很可能是肺癌的“肺外症状”。

2. 吸烟指数:吸烟的年代数和每天吸烟的枝数相乘,大于400时,就是肺癌的高危因素。

3. 慢性咳嗽中一半是胃的问题引起的。

佟彤笔记

张纾难医生是个口才很好的医生,刚坐到直播室就讲了个让人不寒而栗的病例：一个做公关的女白领儿，正是事业巅峰的时候，因为莫名其妙的皮肤瘙痒来皮肤科看病，转了几个科室之后才去做胸透，谁知，居然发现是肺癌晚期！大家恍然想起古老的中医理论“肺开窍于皮毛”，早就说出了肺和皮肤之间的关系。

不光是肺癌，现在的疾病典型的越来越少，包括糖尿病，很少能遇到个符合“吃得多，喝得多，尿得多，体重减少”（三多一少）的病人，靠刻板的知识已经无从防起：眼看着和肺一点联系不到的皮肤瘙痒，居然是肺癌前兆，而那些让人担心是肺癌的慢性咳嗽，查了个底掉，最终却发现原来是胃里的事。

一、常常被人误解的肺外症状

大家更关注的是咳嗽，特别是久不治愈的咳嗽会不会是肺癌的表现？首先，从概率的角度来讲，慢性咳嗽作为肺癌的征兆或者表现，几率相对于其他的慢性疾病还是低的，应该不到百分之一。但是也必须重视它，因为毕竟是肺癌，一旦漏诊，后果是相当严重的。所以需要提醒注意的是常常被人误会的肺癌的“肺外症状”。

肺癌最常见的症状之一确实是咳嗽，一般会在比较早就出现，还包括咳血和痰中带血。如果肿瘤在肺脏局部压迫喉返神经，会引起声音的嘶哑，说不出话，声音很不清楚，很多人一开始就按嗓子病来处理，吃“金嗓子喉宝”之类的治慢性咽炎、喉炎的药，总不见好，最后发现是肺癌。

还有一些更容易被人忽略的是“肺外症状”，很多肺癌早期的表现似乎与肺脏毫无关系。比如说，可能是出现了色素沉着，身上某些部位的斑点突然增加，还有人会出现莫名其妙的皮肤瘙痒，当然还可能伴有乏力、贫血等，这些似乎和肺脏没有关系，但实际上却是肺癌的“肺外症状”。有一句诗叫“春江水暖鸭先知”，肺癌也一样，有的时候是不是得了肺癌，是血液先表现出来的。现在查一些血液中肿瘤标记物来发现癌症就是这个道理。

因为肿瘤的癌细胞本身分泌了一些激素、抗原、酶和一些代谢产物，它们的浓度在短期内迅速地增高，使得远离肺部的其他部位发生异常，这种症

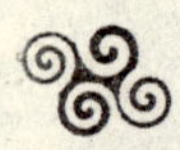

状最容易被大家所忽略，甚至包括被某些医生忽略。

> 佟彤说：值得提醒老年人的是，广告总说人老腿先老，腿疼是缺钙，现在还要想到肺癌问题。肺癌属于“老年癌”，发病高峰在70～74岁，大于70岁的患者占45%。除了咳嗽、胸闷胸痛、咳血、发热、消瘦等较为典型症状外，很多人最先出现的是“肺外症状”：如手指头变粗，像鼓杵，在医学上叫做“杵状指”；还有男性的乳房肥大，老年人很容易对此忽视。

前不久，有一个30岁的女性，就是因为很严重的后背皮肤瘙痒，在一家医院医生按皮肤科问题进行治疗，治疗了半年之久，吃了很多中药和西药，换了很多医生，后来发现是肺癌，但已经晚了。

我还碰到过味觉突然丧失的病例，原来吃啥啥香，突然感觉吃什么都不香了，也是肺癌的“肺夕I症状”。还有内分泌紊乱、骨与关节病变、肌无力等，都可能是肺癌的肺外表现。

二、能从片子上发现的肺癌是不是晚期？

肿瘤的中晚期判断有一个规范标准，总体来说，即使在影像学检查下看到了肿块，但只要是原位的，没有其他的转移，应该不能说是晚期。晚期一般是指局部有淋巴转移，甚至通过血液转移到其他的脏器时。

从统计学的角度，如果出现了症状，包括我们说的咳嗽和肺外症状，通过拍片子之类的检查发现了肿物的，从概率上讲大约一半已经是晚期了。

所以，现在要求45岁以后的中年人，每年至少有一次健康体检，其中包括X片。对于高发人群来讲，至少半年一次拍片检查。

三、肺癌的高危人群究竟指哪些人？

第一，有家族史。父亲或母亲，爷爷、奶奶有患肺癌的记录。第二就是抽烟，抽烟的指数大于400，就是抽烟的年代数和每天抽烟的枝数相乘，比如每天抽20枝，抽了20年，指数就是400了，指数大于400就是非常重要的肺癌的高危因素。

四、咳嗽声音改变意味着什么？

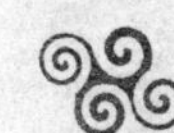

咳嗽的声音大小和引起咳嗽的病灶的位置有关。抽烟的人经常会有咳嗽，习惯了，一般不去看病，但是一定要注意的是：如果咳嗽的声音、性质突然改变了，变成明显地大声咳嗽，好像是铁管里面发出的金属声，这样的一定要高度警惕，很可能是肺里出了问题。

另外，有的长期咳嗽的人可能突然痰里带血了，但去医院查，比如胸透、拍片之类的未必发现什么，那样的话，最好认真观察几天，每次都把带血的痰留下来，送到医院检查。可能一次检查的阳性率不高，但要持续检查，一旦发现痰里有癌细胞的话，和病理学的"金标准"一样可信。

五、哪种肺癌恶性程度更高？

一般来说，肺癌分小细胞癌和非小细胞癌，非小细胞癌又包括腺癌、鳞状细胞癌和大细胞癌。这几个病理类型的不同，也决定着病情的进展和速度是不一样的。

一般来讲，如果是鳞状细胞癌，发展的速度相对就会慢一些，而小细胞肺癌的发展转移都很快。吸烟的人得鳞癌的多一点。

评价肺癌的治疗反应如何，现在用五年生存率来衡量。这是一套科学的方法。内容涉及客观疗效评定（病灶的缓解程度）、主观疗效评定（患者的生活质量）、治疗毒性反应评定以及中位生存期和生存率的评定。从这四个

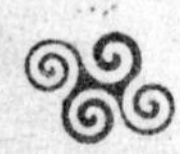

方面综合分析，才能获得治疗的真实情况，目的是谋得较高的五年生存率。现在肺癌的五年生存率已经大大提高了，靠的是“早发现、早诊断、早治疗”。

癌症的恶性程度与细胞的分化程度有关。一般来说，细胞的分化程度越低，其恶性程度就越高。做病理分析的时候，一方面要告诉你癌症属于哪种病理类型，同时还有细胞的分化程度。分化程度高，简单地来说就是突变、恶变的细胞与正常的细胞比较接近，恶性的程度会相对低一些，对人们的健康损害相对小一些。

在2000年至2005年的五年间，中国肺癌的发病人数中男性增加了26.9%，但女性却增加了41.6%，肺癌已居女性恶性肿瘤死亡原因之首了。

佟彤说：慢性咽炎、慢性腹泻之类的老毛病经常会使人们忽略新出现的疾病，要注意的是，这些老毛病如果突然改变了规律，就意味着有新问题出现了。比如慢性腹泻多年，但最近体重下降了，就要注意了。至于慢性咽炎的咳嗽，一般只是“嗽”嗓子，是一种无效的咳嗽。喉炎的特点就是假咳嗽，咳得很浅。咳嗽的人自己可以认真体会一下，到底是因为嗓子痒而咳还是从肺里深层发出的呛咳。

怀疑肺癌适合做哪种检查？

拍胸片比较方便，但是从准确程度来讲不如CT。发现了病变之后，如果需要对病灶的具体位置、形状以及肿瘤和肺周边组织的关系进一步了解，做出立体的判断并评估的话，CT更准确。

佟彤说：因为控烟的贡献，和吸烟直接相关的小细胞肺癌和肺鳞癌的发病率有所下降，但肺腺癌呈现上升趋势，约占肺癌的60g左右。女性如果得肺癌，一般都是肺腺癌，与被动吸烟及厨房油烟污染有密切关系。

六、慢性咳嗽不是肺的事儿

从学术角度讲，三周之内痊愈的咳嗽属于急性咳嗽，三至八周就是亚急性咳嗽，持续咳嗽八周以上就是慢性咳嗽。

慢性咳嗽的患者一般有两个非常明显的误区：第一个就是认为一旦出现咳嗽就首先认为是肺的问题，这是一个常规性的误区，是可以理解的；还有一个误区就是一旦出现咳嗽了，一定要去"消炎"。其实，现在导致咳嗽的原因也越来越复杂，与气候变化、大气污染、抗生素的泛用和滥用有关，原因越来越复杂。

很多人是因为感冒之后唯独留下咳嗽不好，这种情况在临床上能占到30%左右，具体机理目前不是很清楚，有一个观点认为与感冒后引起的气道反应性增高有关。还有一种常见的情况就是胃食道反流，这个情况在临床上尤其多见。我们做过统计，因为慢性咳嗽最后发现是胃的问题，而不是肺的问题，这个大概有50%左右。

如果是因为胃的原因引起的咳嗽矿一般还伴有口臭、反酸的现象。如果有这个现象，可以做一个食道24小时PH监测，如果确诊是胃食道反流引起的咳嗽，解决胃动力是关键问题，可以用吗丁啉、制酸药和质子泵抑制剂(如洛赛克)之类治胃的药，咳嗽会迎刃而解。

七、为什么遇到冷空气，闻到油烟就咳？

这实际上是"因喘而咳"。近年来发病率很高的一种疾病叫"咳嗽变异性哮喘"，也是很难治愈的咳嗽，最后发现这个病的本质是哮喘，但表现出咳嗽，而且咳嗽大多数是唯一的症状，是慢性、持续性的咳嗽，两个月以上不好，使用各种中西医的止咳药不见好。

它有一个特点，就是遇到冷空气、嗓子一凉、油烟一呛或者一运动就咳嗽。病人常有过敏史，如皮肤湿疹、过敏性鼻炎等。症状说来就来了，多是夜间咳嗽影响睡眠，非常痛苦。如果怀疑是哮喘的问题，可以做支气管激发

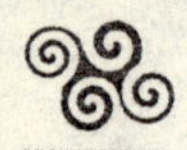

试验和舒张试验。

试验非常简单，给患者吸人组织胺或乙酰甲胆碱，然后测肺功能，这是一种无创伤、无痛苦的检查，很简单就可以做出判断。

如果这个病不及时正确治疗，大概有一半左右的病人，慢性咳嗽到3～4年的时候，就发展成典型的哮喘，那个时候治疗将会更加困难，患者也更加痛苦。

如果确诊了是这种类型的哮喘，西药可以用D受体激动剂（舒喘宁、喘特宁等）、茶碱类、胆碱能受体拮抗剂（爱高乐）和糖皮质激素类（倍他米松等），达到消除气道炎症，扩张支气管平滑肌肉的目的。这些药有气雾剂，也有口服的。

需要强调的是，一是一定要在医生指导下使用；二是虽然一般用药1～2周就可以控制，但要长期坚持正规治疗，而不是症状减轻了擅自就停。

在中医里，这种咳嗽叫“风咳”。中日友好医院中医呼吸科首席专家晁恩祥教授有一个他用了40多年的临床经验方，最近开发成了国家新药“苏黄止咳胶囊”，就专门针对“风咳”，是国内第一个专门针对“咳嗽性哮喘”的中成药。

“通宣理肺丸”和“感冒清热冲剂”的适应症非常相似，都是治因着凉引起的感冒初起，都属于解表药，适合喝热粥之后吃，趁势出身透汗，把表邪透出去，这就能减轻之后引起的咳嗽了。

佟彤说：很多慢性咳嗽是因为感冒留下的，因为感冒在最初没治彻底，中医讲是肺气没“宣透”，邪气闭在体内了。“感冒清热冲剂”是个不错的感冒药，用好了能在最外的防线上就把感冒挡回去了。但它的名字起反了，看着像是治热伤风的，其实是治着凉感冒的，就是那种因为冻着了引起的发烧，身上没汗，头疼的，吃了要出汗才管用。

八、为什么晚上一躺下就开始咳嗽?

这很可能是“因鼻而咳”,原因是鼻后滴漏,问题不在肺而在鼻子里。

这个比例在慢性咳嗽中占得更大。它的特点是,白天咳嗽,晚上不咳,但躺着仰卧的时候会咳,病人总觉得鼻子后面有东西往嘴里流,说话的时候鼻音也很重,其实是慢性鼻炎造成的,这类病人治鼻炎就可以了。

除了几种肺外原因引起的咳嗽,有的药物也可以致咳。很多治高血压的药有引起咳嗽的副作用。常见的是 ACEI 类(如依那普利、硫甲丙脯酸等)。快的话,服药 24 小时后就出现了咳嗽,慢的可能是一周以后。出现这种情况时最好不要擅自停药,可以找专科医生换药或调整剂量,停药后咳嗽症状自然就会消失。

心理问题也可引起咳嗽,特别容易出现在工作压力大、心里素质不太好的人身上。我们临床经常会碰到,一会儿怀疑自己是癌症,一会怀疑自己是“咳嗽变异性哮喘”,其实是心病。这种人的性格特点是抑郁、悲观、紧张,这种咳嗽的特点是不影响睡觉,可以被讲话打断。

九、怎样正确使用抗生素治咳嗽?

现在的感冒发烧中,病毒感染多一些,但病毒感染之后也可能会合并细菌感染,这种情况就应该及时地使用抗生素,但时间的掌握很重要。

一般来讲,细菌感染用抗生素 3 ~ 7 天的时间就可以起效了。如果一周以后,症状没有明显地缓解,就要考虑抗生素选择是不是适当、合适?用药的药量是不是足够?是不是应该去联合用药?

要强调是,对于老年人的肺部感染,有明显的细菌感染的征兆,比如说化验血时发现白细胞增加,有明显的发烧等炎症指标时,使用抗生素时一定要足量!而且时间要足够长!用到烧退了,血像恢复正常,痰色也变浅变淡了,还要继续使用一周或者三天,这是老人特殊的情况,以免治疗不彻底引起其他的并发症。

许多抗生素可供临床口服使用。主要有三类：头孢菌素（先锋霉素等），氟喹诺酮类（环丙沙星等）和大环内酯类（罗红霉素等）。一般情况选择其中的一种就司以了。

对于剧烈的咳嗽要考虑用镇咳药，因为剧烈的咳嗽可以给患者带来很大的痛苦，甚至导致并发症。以前一般用的镇咳药如“可待因”，会产生依赖，近年有一种非麻醉性的镇咳药叫“右美沙芬”，它既能镇咳又没有依赖的副作用，临床更为常用。

孩子不会咳痰，他们是不能轻易使用止咳药的！因为咳嗽是一种自我保护，能把痰排出去，用了镇咳药会影响痰的排出。可以给孩子喝一点鲜竹沥水[1]，家长帮他拍拍背，帮助把痰排出。

治咳药的选择原则，第一是要根据你咳嗽的原因，第二个是根据你这个人的体质、年龄情况、生活环境等等。

慢性咳嗽的食疗

春天干燥，可以用乌梅、橄榄、萝卜起煮水，乌梅选上若干个，用橄榄果和自萝卜一起煮水代茶饮。

打胰岛素没有“上瘾”问题

名医袁振芳

北京大学第一医院内分泌科副主任医师。医学博士，北京大学第一医院内分泌科副主任医师，硕士研究生导师，中华内分泌学会青年委员。1991年毕业于北京医科大学医疗系，1997年获得北京大学医学部临床内分泌学博士，2002年一2004年留学日本获得日本德岛大学药理学博士，一直从事

---

① 鲜竹沥水：鲜竹沥是竹子经加工后提取的汁液。它是一种无毒副作用，集药、食两用的天然饮品。

内分泌学、糖尿病与肥胖病的临床和基础研究。在核心期刊发表论文 20 余篇。

||你知道么?

1. 餐前血糖、“餐后血糖”任何一项超标都不正常。

2. 胰岛素就像资源一样,打了胰岛素,自己的胰岛素可以留着以后用。

3. 习惯多吃主食的糖尿病人,可以选择糖苷酶抑制剂来控制血糖。

佟彤笔记

其实和其他降糖药相比,胰岛素是很安全的,因为它是人体里本身就该有的一种东西,因为缺了才得了糖尿病。在某种意义上,和我们吃维生素类似,也是补充身体的不足,维生素缺乏就会长口疮。之所以很多糖尿病人谈到胰岛素就色变,是担心用了就会产生依赖,说到底,还是对胰岛素的原理不了解。其实,胰岛素就像资源一样,打了胰岛素就等于省下了自己的资源。下面,袁医生会为你纠正关于糖尿病和胰岛素的一些误区。

一、化验“糖化血红蛋白”比化验血糖更重要

糖尿病是慢性病中发病率最高的一种,在医生眼里,糖尿病和直接威胁生命的脑出血、心肌梗塞是“等危症”,意思就是它们对生命的危害是相等的。

大家都知道,确诊糖尿病需要查血糖,有“餐前血糖”和“餐后血糖”之分,有的人“餐前血糖”高,“餐后血糖”不高,或者反之。很多人会问,哪个指标高才能诊断糖尿病?

其实,不管是“餐前血糖”高还是“餐后血糖”高,任何一项高到一定程度,都可以诊断糖尿病。一般情况是,空腹状态的“餐前血糖”超过 7 彻 nol/l 或(和)“餐后血糖”超过 11.1mmol/l 就是糖尿病了。

糖尿病患者都知道,尿糖、血糖不正常就能提示糖尿病。而且尿糖加号

越多，血糖数字越大，表示糖尿病病情越严重。实际上，尿糖和血糖只是短期指标，具体地说：尿糖反映两次小便之间的平均水平，血糖反映抽血时的瞬间水平，而病人的血糖不管控制得好坏，都是处于不断地波动之中，相比而言，"糖化血红蛋白"就更能反应血糖的平均水平了。

血液中的葡萄糖会和血红蛋白结合，而血红蛋白寿命为三个月，"糖化血红蛋白"的高低主要取决于血糖浓度及高血糖的持续时间。所以，"糖化血红蛋白"的一次采血检验，能反映就诊前三个月的血糖波动情况。

正常人"糖化血红蛋白"在6%以下。这个检验对评价近期糖尿病治疗效果有很大的实用价值，不管今天你的血糖多正常，如"糖化血红蛋白"较高，仍说明治疗方法不妥，需要调整。

另外，糖尿病对人体最大的危害是长期高血糖引起的慢性并发症。比如糖尿病肾病、糖尿病血管病、糖尿病神经改变以及白内障，都和糖化血红蛋白的状况直接相关，了解"糖化血红蛋白"的情况，也能预知糖尿病并发症的发生可能。

二、血糖高是不是都要吃药?

糖尿病的第一治疗不是用药，而是改变生活方式，控制饮食和加强运动是治疗的基石。一部分人通过这种非药物方式，不需要用药就可以把自己的血糖控制在正常范围，甚至能持续好几年的正常状态。

是不是需要吃药来降血糖？不能用单一的指标来判断。比如，比较胖的人可能在饮食和运动的基础上还要加用药物治疗，总之是在尽可能短的时间内，一般要求在三个月内，使血糖达标，使"糖化血红蛋白"达标，这样有利于保存胰岛功能。

如果已经到药物治疗阶段，首先要分清是一型还是二型，如果是一型，首先是选择胰岛素；如果是二型，要根据糖尿病的性质和药物治疗的原理来选择用药。

佟彤说：糖尿病人要减少淀粉类食物，就是少吃主食，白米粥就是其一，虽然它用不了多少米，好像粮食的量并不多，但因为好吸收，所以可以使血糖很快升高，升糖指数是90。相比来说，八宝粥的升糖指数只有64，因为八宝粥里有很多未经加工的谷物膳食纤维，不容易消化。意大利面升糖指数才32%，它本身就难煮烂，到胃里也不容易烂。对糖尿病人来说，如果血糖有一个高峰，他们的胰岛功能是跟不上的，就容易出现血糖的失控，所以在很多医生眼睛里，糖尿病人喝白米粥类似于喝了一杯糖水的效果。

三、血糖指标也要因年龄而异

经常有病人问，吃药之后血糖降下来以后，空腹7.7，餐后11.9，觉得可以不用药了。其实这要分年龄看，如果您70岁了，这个指标还凑合。如果您40岁，这个指标就太差了，如果加上饮食和运动也还不能控制，就一定要用药，达到空腹小于6，餐后小于8，这是年轻人的目标。空腹小于8，餐后小于10，是老年人的标准。

佟彤说：之所以因年龄而异，是因为年轻人的生命还长，血糖严格一点可以帮助他控制以后的并发症。如果是老年人，其他器官都很健康，还没有并发症出现，那也还是要对自己的血糖要求严格一点的。

四、哪种降糖药更适合你？

降糖病药分五大类：第一类是璜脲类降糖药，第二类是非璜脲类降糖药。这两种药都属于胰岛素促分泌剂，适于胰岛素相对缺乏的人，通过促进胰岛素分泌达到降血糖的目的。一般来说，瘦的人缺乏胰岛素相对突出，所以他们适合选择用此类药。

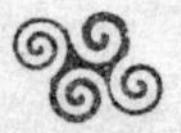

第三类双胍类,可以通过抑制肝糖异生,增加肝和肌肉胰岛素敏感性,肥胖的人选用此类药物比较合适。

第四类是胰岛素增敏剂,存在胰岛素抵抗的人适合服用此类药,这些患者自身胰岛素不缺乏,但对胰岛素不敏感,这类病人一般比较偏胖。因为胖的人脂肪比较多,脂肪就是胰岛素抵抗的一个屏障,所以肥胖的人用此类药比较适合。

第五类糖苷酶抑制剂。这类药作用在肠道,通过抑制碳水化合物的吸收达到抑制血糖的作用,这类药副作用轻微,引起低血糖发生率低,一些不吃主食就像没吃饭,一天半斤粮食都不够的人,最好选用此类药物。

有人觉得自己吃二甲双胍不管用,可能和药物起效的时间有关系,胖的人选择二甲双胍还是非常适合的。通常,降低糖化血红蛋白1% ~2%就算比较强了,二甲双胍能达到这个水平。磺脲类的降糖药可能吃了之后马上就能降糖,而二甲双胍的作用是持续的,降糖效果逐步显效。

当然任何降糖药都不是万能的,如果血糖水平很高,可能需要两种或多种药联合或应用胰岛素才能降低血糖。

五、需要经常查胰岛素水平么?

不用经常化验,刚得糖尿病的时候可能需要查一下,了解一下胰岛素的水平,或者是在治疗的过程中治疗效果不好,需要了解胰岛功能,这时候需要做一些这方面的化验。

佟彤说：我有一次去找同学，他已经是三甲医院的肾病科主任了，发现他正在吃"拜唐苹"，那正是我父亲吃的降糖药。一问才知道，他不是糖尿病，只是为了减肥，捎带着预防糖尿病而已，"拜唐苹"就是糖苷酶抑制剂。

回家一翻药品说明，上面确实写着可以"减少小肠内糖的吸收"。我们吃进去的糖和由淀粉分解成的糖是要转化为脂肪的，糖不吸收了肉自然就不长了。这个药物的不良反应更明确：引起消化、吸收障碍。吸收障碍？这不正是吸收功能特好，"喝凉水都长肉"的减肥者求之不得的么？难怪他当减肥药吃。不是医生，不这么熟悉药物作用原理，哪知道还有这空子可钻呢？

降糖药效力的大小排列

格列奈类的降糖药效力相对弱一些 t

其次是磺脲类里的格列喹酮；

然后是格列齐特、格列吡嗪，最强的是格列本脲；

二甲双胍类药物作用强度中等，糖苷酶抑制剂相当于弱中等降糖水平。

六、什么时候该联合应用降糖药？

以前大家认为，先用一种药，先小剂量，等血糖实在降不下来的时候再加另外一种药。现在认为，如果只用一种药，用药量加大，单种药物的副作用也会加大。如果联合用药，每种药物不必达到最大量，即可以从不同机制去降血糖，降血糖的效果优于单一药物的效果，同时又降低了用药的副作用。

实践也证明，早期联合用药，更容易使血糖达标，也降低了长期服药的合并症，所以现在强调"早期联合，早期治疗"。

选择的方式很多，如双胍类＋磺脲类或非磺脲类促泌剂、双胍类＋糖苷酶抑制剂、双胍类＋胰岛素增敏剂、磺脲类或非磺脲类促泌剂＋胰岛素增敏

剂、糖苷酶抑制剂+胰岛素增敏剂，或以上三种或四种的联合。只要病人没有使用药物的禁忌症，降血糖达标就是服药的目的。当然，达标的最终目的是减少并发症，提高生活质量，延长寿命。'

七、打胰岛素是节约自己的资源

以前的治疗都是在应用口服降糖药血糖实在降不下来了，才用胰岛素，现在这种观念早已改变。即使是初发糖尿病，血糖很高的情况下，比如空腹血糖超过10，就可以选择胰岛素治疗。

因为血糖高的时候，胰岛功能受葡萄糖毒性作用，药物降糖效果很差，先选用胰岛素，自身的胰岛功能就能得到休息和恢复，以后再去选口服药。

所以现在选择胰岛素的时机，并不是应用各种降糖药后血糖仍然不下降的最后选择。刚得了糖尿病先选择胰岛素进行治疗，最后转到口服治疗。中间如果有发烧、手术这种情况，也用胰岛素。当然，出现了严重合并症，就必须选用胰岛素了。

很多人担心，打了胰岛素以后就要依赖一辈子了，自己就完全不分泌胰岛素了。其实不是，胰岛素就像资源一样，打了胰岛素，自己的胰岛素就可以留着以后用了，等于是在积攒自己的能源。

降压药、降糖药和哮喘时使用的激素，因为都属于长期服用，担心副作用或者上瘾有情可原。但吃不吃药需要算算“得失比”，血压不降、血糖不降的后患是心肌梗塞、脑出血，任何一个都比药物的副作用严重得多。至于哮喘，很多病人为了少用激素忍着不吸，最后严重了只能去急诊室抢救，一针静脉注射的激素早就超过平时的吸入量了，是得不偿失的。

佟彤说：中国人笃信“是药三分毒”，但那是过去慢性病没这么多的时候，这个观念能保证人体肝脏不增加没必要的“工作”。但是，现在慢性病多了，事情就要辨证地看。

八、低血糖的发生不容忽视

降糖药物能引起低血糖，尤其是促胰岛素分泌剂。此外，活动量、进食量和药物的关系没处理好也会出现低血糖。

如果增加了活动量，而药物没有减、饮食也没有增加，这时候可能会发生低血糖。老年人发生低血糖的危险性比年轻人大，因为老年人对低血糖的应激能力差，除心慌、手抖、出汗，可能会很快发生昏迷，所以总提醒老年人带一些吃的在身边，比如饼干、巧克力等以备急用。

为了防止低血糖的发生，要记住一个原则，吃药就吃饭，不吃饭就不吃药！胰岛素类药更是，如果今天打了胰岛素，就一定要吃饭！如果今天不想吃饭，就不要打胰岛素！

有一些双胍类药或胰岛素增敏剂类药，和吃饭的关系不是特别大，可以不吃饭也吃一片药，因为它不会马上降低血糖，不会引起低血糖。

由于老年人对低血糖的耐受比较差，为了避免低血糖的发生，在治疗上尽量用作温和的降糖药。

九、怀孕后发现糖尿病怎么办?

怀孕后发现糖尿病应该首选胰岛素治疗。因为现在很多降糖药对胎儿孕妇的影响还没有详细的资料，用药的安全性未知，而胰岛素很安全，也不分胖瘦、年龄，所以如果是孕妇得了糖尿病，一般是胰岛素治疗。

生完小孩儿以后，可以再去评估你是属于什么类型的糖尿病，胰岛素缺乏不缺乏、抵抗不抵抗，再评估该用什么降糖药。

佟彤说：糖尿病人低血糖时，最好能马上吃糖，但要注意，有甜味的未必是糖！现在给糖尿病人做的食物中，大多使用甜味剂，那些在低血糖发作时不能当糖用。

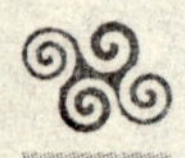

治疗哮喘一定要用激素?

名医迟春花

主任医师,医学博士,硕士研究生导师。中国哮喘联盟及北京市哮喘联盟成员,中国哮喘联盟网站编辑。《中华临床免疫和变态反应杂志》编委,《呼吸新视野》杂志编委,《中华哮Ⅱ嵩杂志》(电子版)编委。主要专业方向是支气管哮喘的诊断和规范化治疗。负责北京大学第一医院支气管哮喘专业门诊十几年。

‖你知道么?

1.80%的儿童哮喘都是过敏所致。

2.治疗哮喘的吸入性激素,对全身基本无影响。

3.脱敏治疗的效果可以维持十年以上。

佟彤笔记

曾经让邓丽君毙命的哮喘,在中国的发病率比十年前增加了一倍。

虽然现在的医疗水平已经可以通过药物的控制,使哮喘病人健康如常,但对激素的误会和对长期用药的畏惧,使哮喘病人失去了恢复正常肺功能的机会……

通过锻炼身体,提高抵抗力来抗御疾病——这个向来被医生认同的办法,在专门治疗过敏性哮喘的迟医生这儿,居然没得到首肯。她的证据是:很多奥运会冠军就是哮喘病人。

由此可以看出两件事:一是单凭体质好,并不能不犯哮喘,健壮如冠军者也未能幸免;另一个则是,只要通过恰当的治疗,当运动冠军也没问题。

所以，迟医生给出了对付哮喘之道："惹不起，躲得起。"只要离开过敏环境就可以不喘，为了躲开过敏源，最好"一走了之"。如果躲不开，就只能从改变体质做起了，而脱敏疗法能最彻底地改变过敏体质。

一.哮喘都是过敏性的么？

过敏在哮喘里占有特别大的比例，比如儿童的哮喘，80%可以确定为过敏性哮喘，成人比例低一些，也有50%左右。

现在确诊过敏性哮喘是通过皮肤过敏，或者血清里过敏源试验，没有确定为过敏的那部分哮喘病人，也不能完全说明不是过敏引起的，主要是由于目前我们检查的手段有限，能够查的过敏品种仅限于目前这么多。

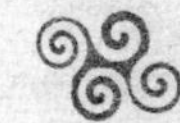

过敏哮喘在我国逐渐增加，2000年时，对14岁以下的青少年有关哮喘的流行病调查就发现，2000年的时候比10年前哮喘的发病率增加了一倍。

主要有两个方面的原因：一方面是遗传因素，比如有血缘关系的人里有没有过敏性疾病，包括哮喘、过敏性鼻炎、湿疹。如果这个小孩儿父母双方有一个人有哮喘，这个孩子就有1/3的可能性得哮喘。如果两个人都有，他就有一半的几率会得哮喘；另外一个大的因素就是环境。从全球来看，越发达的国家，像新西兰、澳大利亚等工业化进程快的国家，哮喘发病率很高。我国的哮喘发病率增长这么快，肯定和环境改变有关系。另外，细菌感染性疾病的减少，一下就把非细菌感染性突出了。

一年四季中，过敏性哮喘发病率最高的是夏秋季，北京就有可能从7月中下旬一直持续到9月份、10月份。平时有症状的也会加重，平时不犯病的在这个时候会犯病，因为螨虫在这个季节繁殖的很多，夏秋季的花粉在这个季节浓度也很高。

很多病人说，我住的小区里没有这些呀？其实不是的，花粉可以飘散到几十公里以外，而且霉菌在这个季节浓度也很高。

另外一个发病季节是春季的时候，三四月份的时候在北京也是很多病人会发作，主要跟花粉有关系，像杨树、柳树，还有柏树，所以要注意一下天气预报里的花粉浓度。

曾经有人观察过,如果搬到异地的话,比方有些病人到国外了,可能短期之内不喘,实际上三五年以后他可能还会对当地的一些过敏源产生症状。

有人会问,那我去游泳、锻炼,能够扭转对过敏的敏感性吗?严格意义来说是不能的。体育锻炼只能增强体质,像很多奥运会冠军就是过敏性哮喘的病人,这跟体质强壮没有直接关系。

二、哪种东西最容易引起过敏?

所有过敏源里发病率最高的是螨虫,过敏性哮喘的病人中,80%的人对螨虫过敏。螨虫到处都有,枕头、床单、被罩,这些地方是螨虫最多的地方,清除不干净,据说一个人一夜掉下的东西,就够1.5亿只螨虫活一个星期的,而且那个环境、温度、湿度都适合它生长。

其次就是霉菌、花粉、动物的皮毛屑,像一些昆虫,比如蟑螂。西方还有蜂毒过敏等等,当然还有一些食品,像异体蛋白。

我有个病人是大学生,一回到学校住进宿合就喘,回家就不喘,后来检查出他对猫过敏,但宿舍没有养猫,再查才知道,是他同学家里养猫,那个同学衣服上会粘很多猫毛。后来换了一个宿合,就不喘了。

三、哪家医院能查过敏源?

北京很多三级甲等医院都可以查,方法很简单。第一步先做皮肤试验,这几乎没有什么痛苦,检查皮肤试验以后再做进一步检查,比如说发现螨虫是阳性的,猫毛是阳性的,蟑螂是阳性的,就要再查一下血清里有没有过敏源的抗体,比如这个病人对蟑螂过敏,那么血液里面就有蟑螂的抗体,再结合病人的病史,就能够判断是不是这个东西引起的过敏性哮喘了。一般15分钟就可以看结果,血液检查可能会一两天,也是比较快的。

四、治哮喘必须用激素么?

哮喘目前的治疗手段可以使80%的病人达到临床控制,病人没有任何症状,白天、夜间都没有症状。运动不受限,比如说爬山、跑步、游泳都可以,肺功能也能达到正常。

另外,不会轻易犯病,就是所谓医学上叫"急性加重",这些现象都没有了,这个人生活质量就很高了,和正常人一样,无非是用了一点点激素。

治疗哮喘用的激素跟我们传统概念上的激素是不一样的,它也叫糖皮质激素,一是与传统概念上的激素不是一种成分,第二,使用的途径不一样。

治疗哮喘我们提倡吸入性的药物,为什么要吸入给药呢?第一,这个药物剂量非常小。能够使大多数哮喘病人感觉到疗效的剂量是多少呢?每天可能0.4毫克就可以了。而传统概念上的激素一片药就是5毫克,那是多大的差距?

佟彤说:其实激素的错误使用往往是病人不知道,甚至主动要求的情况下进行的,比如感冒发烧,病人都着急恨不能马上好,医生也禁不住连感冒都治不好的质疑,于是就去"吊水",就是输液,治发烧比大医院还见效快。

之所以退烧快,是这种激素把身体抗击感染时的细胞活动抑制住了,等于抑制了免疫力,不烧了也是"粉饰太平"的结果。按正规情况,只有高烧到会出现惊厥,损伤病人大脑时才值得使用,而适度发热是可提高机体防御功能的,有利于抗炎。用了激素就等于剥夺了人的抗炎能力,虽然很快就见好了,但会带来并发症和混合感染增多等一系列副作用。

药理特性也是不一样的。吸入的这些局部用药,它的生物利用度很低,这个药物经过黏膜吸收入血,经过肝脏代谢就失活了,所以它对全身不起作用，不像吃药片、打针，你的手脚四肢都会分配到这些药。吸入的药物，绝大部分只作用于呼吸道局部，可以这么说，这些吸人的用药比大多数的口服药、静脉药更安全。

其实吸入激素目前为止还没有任何药物可以替代，它既安全疗效又非常好。这个观点大家一定要去了解和认识，这样才能把哮喘控制好。

有的家长说自己孩子吸了激素产生“向心性肥胖”的话，那一定有几个原因，可能以前控制的不好，比如以前吃激素、打激素，剂量很大，如果单纯地局部用药，是很难出现“向心性肥胖”的。

五、脱敏治疗可以和激素同用么？

大多数病人在一开始要同时进行，因为脱敏治疗要几个月以后才起效，不能立即就不用激素了。

六、用“普米克都保”都控制不了的哮喘怎么办？

“普米克都保”是很常用的治疗哮喘的药物，这个药可以使有些孩子在青春期发育的时候就不再发作了。儿童哮喘大致有1/3的孩子在青春期不再犯了，以后也不再犯，但2/3的孩子成年的时候还会有症状，所以治疗哮喘我们要经常关注症状怎么样，要去调整，如果停药就有症状，那就不要停。有一项调查证实，中国的哮喘儿童40%、50%的孩子都会影响学习。

脱敏治疗的有效率可以达到80%以上。它不是对症治疗，不是缓解症状的药物，是要改变病人的过敏性体质，让病人从低剂量浓度的治疗剂开始，逐渐增加浓度，逐渐达到对过敏源耐受的程度。

更重要的是，脱敏治疗停止以后，疗效会持续很多年，十年左右的时间还有效，这是药物治疗达不到的。因为脱敏治疗彻底改变了病人身体内部的情况，不再对过敏元敏感了。

有些病人或者患儿的家长会担心影响工作学习，因为打起针来很麻烦，但也不是永远都这样，比如说需要治疗三年，前四个月可能每周要去一次，逐渐地治疗间隙就拉长了，那个阶段大家很容易坚持。

需要指出的是，脱敏治疗每针都要在医院里打，因为医生要观察半小时才能让病人走。为什么要这样呢？脱敏治疗虽然很安全，但是也有5%的副作用发生率，而且发生的时间一般都在打针以后半小时之内。所以医生要看着病人半小时，没事了才可以回家。

大多数的副作用是皮肤局部起包了，有鼻炎发作，有哮喘发作。但是我们国家很严格地观察到了2000多例，没有出现过敏。可以这么说，注射的脱敏治疗疗效很肯定，历史也很悠久，是一个得到肯定和公认的办法。

现在还有另外一种方法，是舌下含服的脱敏治疗。“畅迪”是我们国家唯一的舌下含服的药物，是针对粉尘螨的，疗效也是肯定的，病人可以买了药回家自己用，舌下含服的药在北京同仁医院、北大医院、北京的儿研所都有。

有的过敏鼻炎的孩子，用了含服的“畅迪”，反应很大，鼻炎更严重了，打喷嚏、流鼻涕，症状加重了，其实不必惊慌。一方面是药物引起的，因为脱敏的制剂本身是过敏源的成分提取出来的么，比如说会出现鼻炎、喘，因为含在舌下，舌下也会有局部的痒，会起个包，同时表明他确实对这个东西过敏，至少这种治疗是针对他的，是用对了。

小孩儿过敏性鼻炎要重视，因为有40%～60%的过敏性鼻炎以后可能会发展成哮喘。

> 佟彤说：螨虫过敏的最常见，幸好目前也对螨虫的脱敏疗法也最成熟，让“绝症”也有救了。

七、药物是哮喘犯的时候吸？还是不犯也要吸？

其实哮喘的治疗重在预防。很多病人平时不去注意，一旦急性发作了，喘得不能睡觉，就跑急诊室去打点滴、打抗生素、打激素，那时候他就顾不得药物有没有副作用了。

实际上,病人一次急性加重所要使用的静脉激素或口服激素的量,可能会远远大于他一年或者两年吸人激素的总量!如果这个病人平时不用激素,控制得不好,他就会反反复复地急性加重,副作用会大得多,所以我们更强调预防用药。

如果这个病人一个星期有两次以上的症状,或者是有一次夜间会犯,或者这个病人一年之内有很严重的急性发作,或者这个病人肺功能本身很差,就要考虑每天都要用一点药了,这样可以预防绝大多数病人的哮喘加重,也可以预防病人死亡。

如果只是季节性发作,比如只在秋季时发,除了这个季节其他时间没有任何症状,肺功能也正常,这些人可能就不需要一年四季365天都用药了,针对在季节高发的时候用就可以了。

需要注意的是,这里面有一部分病人,实际上不是真正意义上的季节性哮喘,他认为他不犯的时候其实也是在犯,只不过没有那么严重,他比较麻木了,这就涉及到很多哮喘病人对自己的期望值很低的问题。

有些病人对我说:大夫我现在很好,是不是可以停药了?我问:你现在可以追公共汽车吗?他说,不能。好几十年,差五步远,我也不敢去追的,因为我有哮喘。这就大错特错了。

我们完全可以通过药物控制,使他们没有这些症状,让他可以跑步、可以爬山,就目前的医疗水平来说,做不到这一点,实际上是很冤枉的。

八、什么症状出现就证明肺功能降低了?

凭一般的感觉,发现追公共汽车不能了,爬楼不能了,估计肺功能降低50%左右了,这是大体的估计。但对哮喘病人要靠肺功能检查,有80%的几率可以恢复。

肺脏的功能最重要的是提供氧气,排出二氧化碳。如果我们的肺功能很差,那就意味着有可能缺氧,久而久之就会引起肺心病、呼吸衰竭、心功能衰竭,严重的可导致死亡,或者猝死。

九、治疗哮喘的药要用一辈子吗?

有个孩子11岁,用“舒利迭”,是吸入剂,每天吸两次,不咳一天就吸一次,医生说要吸好几年。家长一听就紧张了,担心会用一辈子。

具体地说,“舒利迭”在治疗哮喘里面是常用的,它含有吸入激素和另外一种成分,叫做长效的“β2受体激动剂”,也就是长效的支气管扩张剂,两个药物的剂量都比较小,但是起的作用比两倍的激素要好。是不是要一直这么用下去?其实不一定。先控制了,维持三个月以上的时间,再根据情况考虑减量治疗。

是不是一辈子都要用药是因人而宜的。

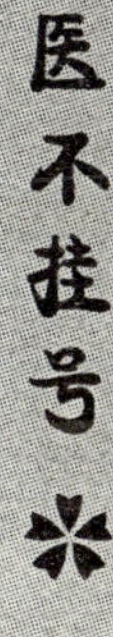

佟彤说:家里有心脏病特别是肺心病的人,可以了解一下心功能的分级,从中能看出心脏的状态:心功能一级的人,进行活动时,无气急、浮肿或心绞痛等症状,与正常人相比没有明显区别,完全能正常地工作、学习及生活,甚至能胜任较重的劳动或体育活动。

心功能二级阶段,心脏代偿能力已开始丧失,在进行较重活动时,如快步走、上楼梯或提重物时,就会出现气急、浮肿或心绞痛,但稍事休息后,即可缓解。这一阶段已属于轻度的心力衰竭了。

心功能四级的人轻度活动,如上厕所、打扫室内卫生、洗澡等,就会引起气喘、气急等症状,这一阶段属于中度心力衰竭,一般需要住院观察治疗。

心功能四级,即使休息时仍有气急等症状,在床上不能平卧,生活不能自理,而且常伴有浮肿、营养不良等症状。这一阶段属于重度心力衰竭,患者不仅完全丧失了劳动能力,而且还有生命危险,应及时入院抢救治疗。

如果这个病人就是慢性持续的哮喘,已经几十年了,差不多一年四季都

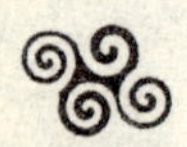

在发作，肺功能也不正常，我们就要求他一直在治。或者这个病人仅仅有几次发作，可是每次都很要命，都要插管儿了，那就不要停药，因为现在治疗可以预防死亡。

但并不是说第一次大夫给你开的什么药，就一辈子不再变了，要调整。

第一步，让病人达到哮喘控制，就像前面我所说到的，能跑、能跳，能从事任何运动，肺功能正常，不犯病了，这就叫哮喘控制了。到了这个状况以后，再维持三个月就可以减量了。

减多少呢，比如说吸入激素，虽然剂量很少，原来每天用的是0.6毫克的话，哮喘控制3个月以后可以降低50%的剂量，再看看是不是还可以这么好。但是最后，这个病人到底是用一种药物还是两种药物维持？是300微克还是600微克？每个人不一样，医生要找到适合这个病人的治疗剂量，让他采用最低的剂量、最少的药物，但是可以维持哮喘的控制，这是目的，有些人可能就是要用一生。像高血压和糖尿病那样的，比如说高血压，很多人没有感觉，有人说我不难受，就不去治疗，不可以的。

有个病人，28岁了，哮喘，用"必可酮"两年后停药一年，然后又再犯了。又用"舒利迭"半年，停药后又犯了。现在34岁了，问我该怎么办？其实，他一再地犯实际上已经提示了，不要轻易停药，要停药或者减量一定要有经验的大夫说了算，不要自己想停就停。比如说，"必可酮"用了两年不犯病了，千万不要立即停，减量减到最小量。

全球有一个哮喘防治指南，其中提到如果到了最小量维持一年不发作，才可以试着减量。如果都试了两次还犯病，那就不要减了，找到最小剂量的药物维持就好了，至少维持三个月，然后再看隋况减量。"舒利迭"是两种成分，有可能减到单一的吸人激素进行维持，找到对于他来说最低的剂量。

十、"顺尔宁"是激素么？什么时候适用？

"顺尔宁"是治疗哮喘里面控制气道炎症的药，这个药物是口服，一天一次，因为不是激素，很多病人很喜欢用这个药。一般来说，可以用于那些比较轻的病人，或者合并过敏性鼻炎的病人，这个药物对过敏性鼻炎同时也是有效的,可以预防运动型哮喘的发作。但是稍微重一点的病人,一般可能要和吸入激素联合来用。

十一、怀孕了还能用治哮喘的药么?

怀孕时用药确实要考虑,但是目前大多数常用的治疗哮喘的药物比较安全,最有安全性证据的药物是"普米克都保",有证据认为女性哮喘病人在怀孕时使用也是安全的。

怀孕期间哮喘可能会加重。所以要尽量保证在怀孕期间不要发作,如果发作了会影响胎儿,导致胎儿长得小,发育不好。

第三章 状态的维护

哪些病可以求己不求医?

中里巴人

一位非学医出身之人,最近推出自己的养生疗疾宝典《求医不如求己》,此书号称"改变中国人健康生态的第一方案"。作者借习练八卦掌时对中医经络的敏锐体会,将人体形容为"自己带到人间的天然药库",能够对这个药库充分发掘就能达到不求医的境界。

||你知道么?

1. 刮痧的痧,不是刮出来的,而是里面的气血顶出来的。
2. 生气之后揉"太冲"穴,应考之前揉"劳宫"穴。
3. 体质过虚的人应先拔罐后按摩,以鼓舞气血。

佟彤笔记

因为做记者的缘故,经常会接触各种健康科普书,以我的医学经验看,中里巴人应该算是非学医出身,但说话比较靠谱的一个,他介绍的保养办法至少没把中医"神话"和"妖魔化",这不容易。因为中医不是科学,中医和哲学相近的理论可以自圆其说,但辨别真假科学的办法在判断中医的真假时却用不上,这也使很多人可以通过盗名中医来草菅人命,或者误导人们的健康保养。

中里巴人从小习武的体验，可能使他比一般人对中医的经络有更深刻、更准确的理解，他实际上是将自己的身体感悟用在健康保健上了，是可以借鉴的经验之谈。

一、刮痧应遵循身体之意

中国传统的刮痧方法非常简单，但效果迅捷，很多不舒服，一出痧，症状就减轻很多，按摩虽然也可以治疗，但没有刮痧这么方便。

刮痧其实很简单，就是把刮痧板拿在手里，拿到1/3的长度，取45度的角度顺着经络刮。外面很多健身中心，他们不是按照经络刮，在刮的同时是往两边分散着刮，这种刮法我认为不是很好，刮痧要顺着经络通道往下走，这样体内的毒素才能及时排出去，如果往两边分散，等于气血无形中就散了，可能可以把后面的热气散一散，但是不能真正达到排毒的效果。

刮痧是否一定要很疼，或者一定要到痧被刮出来？我给一个标准，比如身体发痒，好像洗澡的时候，这里痒了，需要搓一搓，挠一挠，身体的痒就是告诉你，这个地方气血过去了，但是有瘀血在那阻滞，就需要刮。

刮的过程当中，可能刮这个地方突然不痒了，旁边那个地方又痒了，那就一定要刮旁边这个痒的地方，一定要遵循身体之意，这样的刮痧效果非常快，而且一刮起来心里也不会有任何抵触，因为刮痧像挠痒痒一样，很舒服。

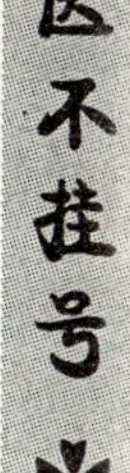

另外一个就是我没有痒痒，但是有瘀血长期堆积，这种情况也可以刮，刮的时候可以把手接触在皮肤上面，立着板刮。手如果离开的话，用板直接刮皮肤，会觉得生痛，手贴在那刮等于用手背给它又按摩了一下，同时给它按摩的效果。

需要注意的是，如果很痛又不出痧，就不要始终刮这个地方，一是气血没有过去。刮痧需要里面的气血来配合的。这个痧不是你刮出来的，而是里面的气血顶出来的，即使把皮刮破了，里面没有气血呼应也是无效的。

有的人经常胸闷，夜里睡觉会闷醒，要开窗户，可能是早期心血管的征兆，拿着刮痧板从胸口中间，轻轻刮一刮，这样前胸会舒服。

有的人同时还感觉到后背痛，后背有几个穴位，“厥阴”穴、“心俞”穴、“膏荒”穴都很管用。心血管那个地方有问题，堆积瘀血了，一定要及时刮出来。前胸后背都觉得畅通了，夜里堵闷的感觉也会消失。

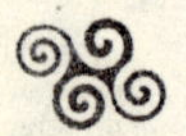

为预防起见提前刮也可以，出痧很顺畅的话可以提前刮，但堵闷的时候也是刮的好时机。因为堵的时候就是里面的心血瘀阻，要出来的时候，有两句话大家可以记一下，叫“抒其所愈发，勿强开其所闭”，强制刮的话会很不舒服，效果也很差。

名医张锡纯写过一本《医学衷中参西录)），张是正经的中医，但他很开明，不排斥西医，第一次在中医著作中“参考”西医。他治疗这种表症很重的感冒，就用到了见效快的西药“阿斯匹林”，帮他实现治疗感冒时的因势利导。

二、按摩穴位从很疼到不痛，是穴位不敏感了？还是病好了？

由痛按摩到不痛说明效果是很好的。中医讲，“不通则痛”，反过来，痛的时候肯定有所不通，但如果完全不通也就不痛，完全不痛就没有传导了。体质比较虚弱的人就是这样，比如说皮肤很松软，刮哪里都不痛，但是确实又有病，这样的人怎么办？

可以先不按摩这条虚弱的经络，先拔罐，有的人连罐也拔不住，因为里面没有气血。第一天拔可能连印儿都没有，拔几天以后，可能有粉红色的印儿出来，然后逐渐深了，因为气血跟过去了，拔了罐以后再按摩，感觉就比较明显了。

还有的人，按摩的时候很痛，明显地感觉疼的这块比别处要硬，那就一定要把硬的这块揉开，揉到变得松软、有弹性了，等于说把这块穴位揉通了。

如果这个穴位通了，就不要老按这个穴位了。

佟彤说：“遵身体之意”很重要，其实就是因势利导，也就是不违背身体正常的生理。比如感冒的时候浑身发紧，甚至皮肤都是疼的，头也疼，一点汗没有，这就是身体里正气聚集在表面和寒邪抗争了，这个时候就要因势利导。中药肯定用的都是能发汗的解表药，帮助身体通过出汗把寒邪轰出去。

三、什么样的人适合敲“带脉”？

人体经络12条，再加上七经八脉就更多了，掌握起来好像无从下手，其实应该抓住一些非常主要的大穴、要穴。

告诉大家一个减肥、美容的方法，叫敲“带脉”，这个方法不是我的原创，也是网友给我提供过来的，但是大家经过反复的实践感觉效果非常明显，尤其对于减肥的效果非常明显。

也有网友敲完以后说效果不像我说的那么好，这可能有一个敲的位置正确与否的问题，还跟敲的方法和力度也有关。

“带脉”本身就在腰附近，胖人的肚子上有个游泳圈一样的赘肉，就在那里，坐在那里也可以敲。敲的时候不要光敲赘肉的部分，可以结合穴位去找。“带脉”附近有很多大穴，有一个叫“章门”穴，在带脉的上面一点，这个穴在武功里是一个致命的要穴。

人体里最贵重的材料就是五脏，“章门”穴就是五脏出入之门户，所以能统领五脏之气，这个穴位又是脾经的募穴，肝脾不调的问题，敲“带脉”、敲“章门”就可以解决，等于把五脏激活了。

在“章门”后面二寸的地方有一个“京门”，京门是胆经的一个要穴，又是肾经的“募穴”，“募”是招募的“募”，就是聚集的意思，肾气在这块聚集，肾气深处着腰，所以腰痛，排尿不畅，敲“京门”都有帮助。

为什么叫“京门”，“京”是京都的“京”，“门”是门户的“门”，古代就把京都当做一个发源地，所以你要敲“京门”就等于敲到了肾经的发源地。

所以，敲“带脉”，等于把“带脉”、“章门”、“京门”都敲到了，这个效果当然很好了，不但有减肥的效果，很多人敲完了发现，脸上的痘痘下去了，还有人乳腺增生也好转了，因为乳腺的位置就在胆经。

敲“带脉”，不仅可以调节胆经还可以调节肝经，整个五脏六腑都给治疗了。所以我们找穴位一定要找大穴。学一个等于学十个。

只要坐在那儿，闲的时候就敲，躺在床上觉得敲着舒服就多敲，不舒服就少敲。有的人说敲完“带脉”没什么反应，身体还是很胖，那可能就是另一种情况了，敲“带脉”更适合肝郁的人，有的人只是纯“脾虚”，这样的人光敲“带脉”还不行，一定要多做推腹。

因为脾管肠胃的运化,吃完饭以后,肚子胀就是“脾虚”造成的,脾本身虚了,可以人为地帮助它一点力量,就用推腹的方法。

推腹可以随意地推,就是推肚子,可以用手指肚推,可以直上直下推,还可以用掌根推,用拳头推,轻轻地敲打。有的人就会打嗝、会放屁,然后就舒服了。这种去医院查可能查不出什么问题,但如果这种气长期地存在排不出去,就会造成气滞血瘀,就会产生深的东西了,这就成大事了。

所以我们经常推腹可以解决很多慢性病的问题,因为12条经络都通过腹部,推腹的过程就把12条静脉都锻炼了,是很简单、很有效的方法。

有人说推腹的时候,有的地方发现一个硬结,或者有个水囊似的东西,老推它老不下去。这个时候一定要看看,硬结是压在腹部的哪条经脉上?你顺着这条经络在腿上去寻找,在腿上也会找到相应的痛点,把腿上的痛点揉开,肚子上的结也就散了。

很多人性子急,揉两天就想见效,不行的话,有的时候需要推两个月,甚至推半年才能真正消除,因为你积累的东西也许是5年、7年积累的。

四、为什么胆经在保健过程中最多用到?

大家都知道,肝主怒,肝火太旺了就容易发怒。从肝上找穴位,哪个堪称为“消气穴”呢?就是“太冲”穴。“太冲”穴在脚上的大脚趾和二脚趾的之间的缝隙处,但这个穴有很多朋友不会按摩,正确的方法是,一定要捏骨寻经地去揉,指甲要剪平,要掐进去,指甲很长就会掐破了,掐进去之后你会觉得深层有问题,真正有气的人,会感觉很痛的。

整天郁闷不舒,心里很不愉快,或者和人生完气,一定要揉“太冲”穴,“太冲”穴揉完了,会感觉心里豁然开朗。

这个“太冲”穴可以多说两句,它除了可以消气,还有其他很多的功能,比如说发烧了。烧从哪儿发起的?一般也都是肝火引起的,揉“太冲”穴等于从里面就把火泻掉了。

还有的人一生气手脚就拘挛了,抽了。这种时候,你敲“人中”穴是不管用的,不因为他抽不是督脉和任脉阴阳不调造成的,而是由于肝火过旺,肝风内动引起的,这时候一掐“太冲”穴马上就能缓解。

还有很多小孩儿多动症,也可以从“太冲”穴找到源头。

中医经典《黄帝内经》强调身心同治，说“肝主谋虑，胆主决断”，现在的人谁没有谋虑？每天都为工作、为生意、为生存谋虑，但是很少去决断，因为很多东西只能谋虑，不能决断，我决断不了，这份工作我不喜欢，但是我还得干，因为我指着这份工作养家糊口，这就是你的“谋虑”和“决断”相抵触。这样就会造成肝胆之间不调和，肝胆不调，百病丛生呀。

刚才说“消气”穴，是消肝经之气。调胆经呢？一个是可以敲“带脉”，另外一方面可以敲胆经。

很多朋友敲胆经把腿上的赘肉敲下去了。很多人说我腿上的赘肉很快下去了，但是肚子上的没下去。我说敲大腿这块只是胆经的一部分，它的很大一部分是在腹部，所以一定要敲“带脉”，你才可以把整个经络敲通了，光敲局部只能解决局部的问题。

另外一方面，敲胆经的时候再敲敲“三焦”经，因为“三焦”经和“胆经”都是少阳经，其实是一条经，在腿上就叫“胆经”，在胳膊上就叫“三焦”经。

告诉大家一个非常重要的穴位，就是“阳陵泉”，这是胆经的一个重要穴位，这个穴位一定要多刺激，很多人光揉，这个穴位很不好揉，要拨动，像拨动琴弦一样，一拨动会感觉里面有很多小经，会有电麻感，直接窜到脚底去，只有这种效果才最佳，如果你经常能拨动这个，胆经的郁结之气会被散出来。

药店里的逍遥丸叫“加味逍遥丸”，是在原来药方的基础上加了有清热作用的丹皮和栀子，因为气郁时间久了会化热，所谓“着急上火”，“着急”和“上火”一般都是连着的。

佟彤说：胆经现在成了保健常用的经络，和“逍遥丸”现在男女通用是一个道理，精神因素是现在很多疾病的根源，胆经和“逍遥丸”都能舒肝解郁，那种总觉得心里憋闷的人很适合经常敲敲胆经，吃点“逍遥丸”。

五、心理压力特别大的时候按哪个穴管用？

多揉“劳宫”穴。有人说找不到“劳宫”穴，揉手心就可以，手心就是“劳

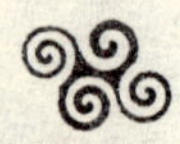

宫"穴。所谓"劳宫"穴就是劳累了以后去宫殿休息,所以经常揉"劳宫"穴可以享受帝王的生活,是一个非常好的穴位。

比如说要去应试,很紧张,就揉一揉"劳官"穴,心里就很平和了。

六、胃不和则起不安

有句话叫"胃不和则起不安",肚子不舒服你不可能睡得踏实,所以说睡觉之前多做推腹,推到心胸宽广,肚子柔软了,就比较容易安睡了。

情绪不安的人想事就比较多,劳心多,可以揉"神门"穴,在手腕上,很好找,这个穴相对来讲比较深,其实耳穴上也有个"神门",可以用牙签刺激那里,点点耳穴上的"神门"。

有的人觉得肩膀老酸,脖子不知道怎么放,睡不好觉。睡觉之前可以找人把肩膀按摩松弛了,还可以经常揉心经、小肠经的穴位,使肩膀松弛下来,一方面也可以在肩膀刮痧,刮痧以后肩膀不难受了,睡觉也会很舒畅。

还有一种人,夜里老起夜,这就需要增强肾的功能,如果属于偏虚寒性体质可以吃"桂附地黄丸";如果就是口渴,夜里老要喝水,吃"六味地黄丸"就可以了。

还有的人尿频,每次都没有多少,可以吃"五子衍宗丸",这个治疗尿频、尿多,而且还有补肾的作用,而且药效非常平和,对于前列腺病人效果也明显。

肾阳是人体的火力,肾阳虚的人自然火力不足,比如老年人,肾阳会逐渐变虚,所以他们特怕冷,冬天蹲在墙根儿晒太阳的都是老人。火力不足了也就不能把水液蒸发掉,小便就多。年轻人可以睡一夜不醒,不是因为他们膀胱的充盈量大,而是他们的肾阳很壮,水分从皮肤就无感蒸发了。

其实平时人在一起也能看出区别,身体特壮的人肯定能一上午不去厕所,身体弱的,本身就怕冷的,没喝多少水也会小便频多,"小便频多"就是阳虚的症状之一,道理也简单,没火力,不能蒸发。

佟彤说：入夜间上厕所的次数能显示一个人的身体状况，能看出是不是衰老了。上了岁数就会起夜多，而且一般都“不虚此行”，小便量不会少。

七、中风后脸歪，能刮痧么？

中风病是比较难治的病，因为中风病人本身气血就不足，半身气血干涸了，治疗就是要把一边好的气血调到干涸的那边去，怎么调？首先可以在没血的这边拔罐，拔罐就是把气血引过来。

同时还有个办法，很多半身不遂的患者手会拘挛，不会放松，洗手的时候要使劲掰开，掰开了马上又回去了。告诉大家一个方法，用手掐他的指缝，一掐指缝就会发现患手自然松开了，而且松开以后不会马上又合上，是自己松开的，对患者来讲，他不会感觉到很疼痛，因为这边气血很少了，如果你反复经常给他掐这个，到一周两周时间他手就保持这样的状态，这样你给他洗手会更方便，给治疗也增加信心。

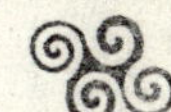

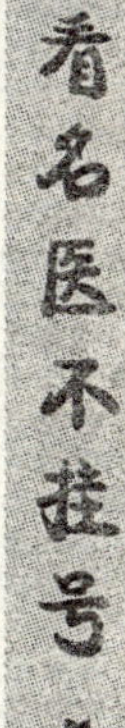

佟彤说：中风后的人很虚，属于气虚血淤。清朝名医王清任有个专门治疗中风后半身不遂、口眼歪斜的著名方子“补阳还五汤”，仍然被现代中医借鉴着，而且大家还会仿效王清任，把黄芪用到很大的量。

黄芪当时在那个方子里用到了4两，相当于现在的120克，一般中医开药，一味中药只用到15～20克左右，那么大量地用黄芪，就是因为中风的病人气是很虚的，大量补气药才能补虚，才能使气血充盈起来。中风的病人也可以在鸡汤里加黄芪，是一种不难吃的补气药膳。

八、过敏性鼻炎有什么独特的办法？

鼻炎其实也有几种，比如说风寒的，遇到潮湿空气会打喷嚏。从中医来

讲，这种情况应该从肺、脾、肾来调节，比较简单的方法是“取嚏法”，比如我现在打喷嚏了，那是因为有寒气进来了，需要赶紧排出去。

通常你只是排出刚进来的寒气，但是身体里原来有积存的寒气，比如在空调屋里待着，因为夏天毛孔是开着的，寒气很容易被储藏起来。平常不会有什么感觉，但是吃到什么不消化的东西了，你就会觉得突然很冷，就会发烧，就是所谓“胃肠型感冒”。

排寒是治疗过敏性鼻炎的一个根本性的东西，“取嚏法”是一个非常好的方法，但有的时候取嚏取不出来，只觉得鼻子有点酸，出不来喷嚏，可以用胡椒面或者其他方法，只要能把这个喷嚏打出来就可以了。

有的人就说，一取鼻涕全出来，一打就没完。这样的话对你非常有用，一定要坚持，需要长期做，因为要改变的是一种体质。

有人说，取完嚏以后鼻子反而堵了，为什么？因为气血过来的时候也产生拥堵，这是一过性的现象，慢慢会感觉呼吸越来越通畅。这只是治标，去寒气，治外因。治内因，就是说增强我们的体质，比如说吃一些山药薏米粥、红枣，改善一下体质。

九、怕冷的女性怎么保养？

给大家介绍一种“山药薏米芡实粥”，非常好喝。做法也很简单。山药应该到药店去买，小圆片那种。这个薏米超市就有，要买生薏米，山药也要生的，虽然是干山药，一定要买生的，炮制过的不行，不仅可以补脾胃，又可以补肾，效果非常好。

有一部分人不太适合，比如白带有点发黄的那种，其实就是热性体质的人，芡实有收缩的功能，湿热体质的人要去掉它，可以改成绿豆，做成绿豆薏米粥，绿豆本身解肝毒，又去湿热，薏米本身就微寒，也去湿热。

气血本身非常弱的人一定要多吃一些大枣，在冬天吃效果比较好，暑热点吃一些小枣，小枣没有那么热，热天吃比较舒服。

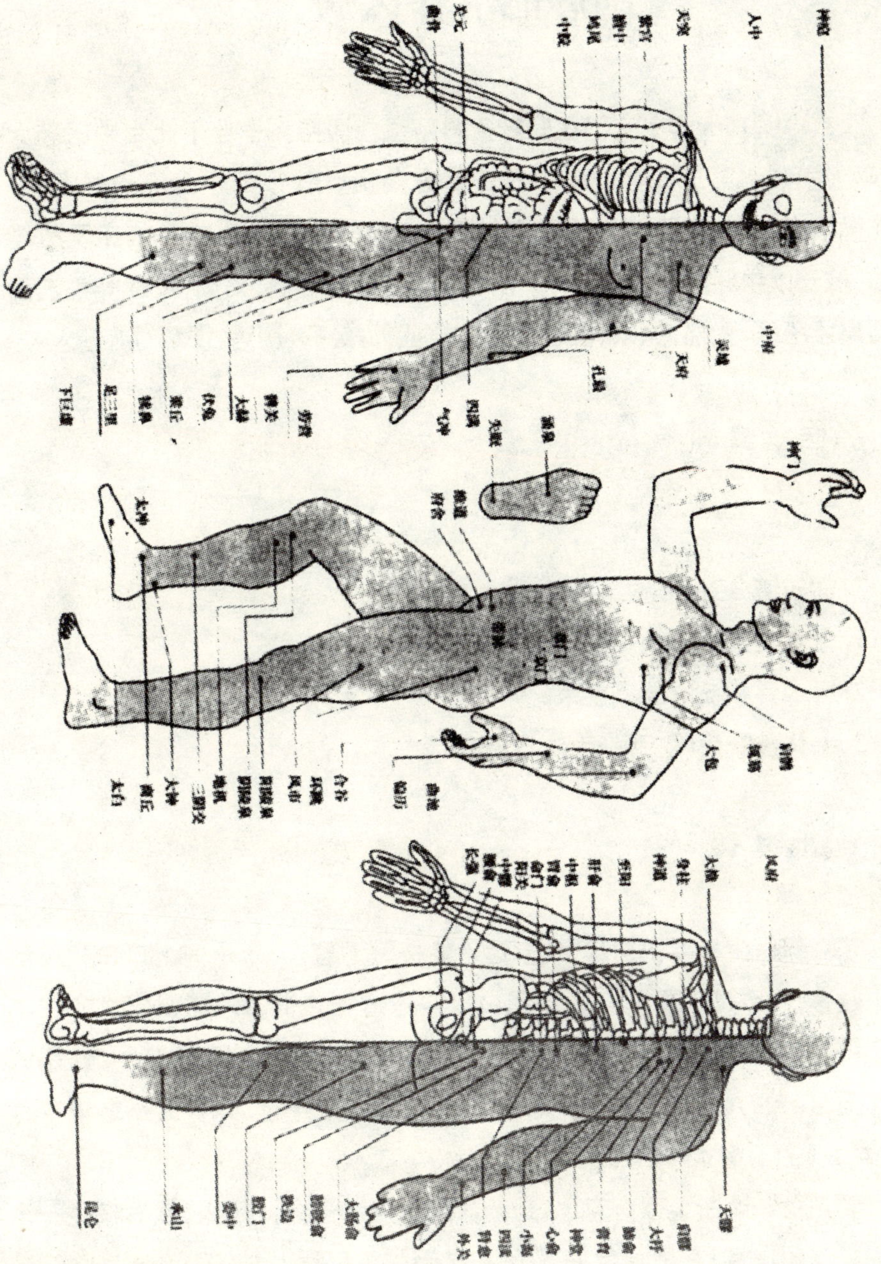

人体穴位图

神庭
人中
天突
紫宫
膻中
鸠尾
中脘
关元
曲骨
中府
灵墟
天府
孔最
四满
气冲
劳宫
髀关
大赫
伏兔
梁丘
犊鼻
足三里
下巨虚
神门
涌泉
失眠
维道
府舍
章门
京门
带脉
肩髃
缺盆
大包
曲池
偏历
合谷
环跳
风市
阳陵泉
阴陵泉
地机
三阴交
太冲
大钟
商丘
太白
风府
大椎
身柱
神道
至阳
肝俞
中枢
胃俞
命门
阳关
中髎
腰俞
长强
天髎
肩髎
大杼
肺俞
膏肓
神堂
心俞
小海
四渎
外关
大肠俞
膀胱俞
秩边
殷门
委中
承山
昆仑

刮痧能治什么病?

北京中医药大学东直门医院针灸科副主任医师。毕业于北京中医药大学,硕士学位。第三批全国老中医药专家姜揖君教授的学术经验继承人。曾在德国、阿联酋进行针灸的临床与教学工作。长期从事针灸临床及教学工作,擅长以中医经络理论诊断、治疗疾病。善用针刺、艾灸、拔罐等手法治疗颈肩腰腿痛、头痛、失眠、慢性疲劳综合征、月经病、腹泻、便秘等疾患。

名医汤立新

||你知道么?

1. 保健性质的刮痧,不以出痧为度。
2. 面部刮痧确有美容效果。
3. 身体虚弱的人,刮痧手法不能重。

佟彤笔记

汤立新医生只要出门诊,就永远不能按时下班,一个是病人口口相传地越来越多,一个是她要向学生讲明白取穴的道理。很多外国留学生会在学完了中医内科之后,再追到汤立新这里来,因为无论是针灸还是刮痧,那些人身上自带的穴位,被汤立新用得像随手可取的药物,留学生都想将这种“便携式”的治病本事带回去。

看汤立新诊断也很有意思,她会认真地端详一会儿病人,然后按住一个病人喊疼的点,很有把握地问:“是不是心脏不舒服?”“有乳腺增生吧?”每每准确得让病人惊讶。我带一个朋友去扎过针,那朋友刚做了足趾外翻的手术,现在报纸上常见到这种足趾外翻的手术广告。汤立新看了就摇头说,那可不是手术能彻底解决的病，她足趾外翻是因为脾虚，外翻的那个部位就在脾经上，只要脾虚状况不改善，做了手术外翻还会“卷土重来”。我带的那个朋友是典型的脾虚，很瘦，脸色总发黄，每次吃的饭都像一顿猫食儿。果不其然，朋友后来打电话问我：你那医生先知先觉呀？那手术真的没管用多长时间。汤立新医生真的有那么神吗？大家看看她是怎么说的就知道了。

一、选择合适的刮痧材料

其实刮痧板有很多种，包括吃饭的勺、古代的铜钱和现在的硬币都可以。只是现在的刮痧板进步了，更讲究了，有玉质的，水牛角质的，还有特殊的砭石制成的。一般来说，水牛角的是偏凉的，治疗热性病更好一些。玉质的很多人喜欢用它养颜，有一定道理，因为玉和人的皮肤更容易接触，我带的一个日本学生就是用它做的美容实验，确实有效果。但刮痧更多的作用还是通过刮痧板与皮肤的摩擦，增加血液循环，所以，选择刮痧板也不用过分考虑材质，但刮痧板的边缘一定要圆润，否则容易刮坏皮肤。

除了刮痧板，还有刮痧油，因为刮痧直接接触到皮肤，没有油润滑的话，容易皮肤损伤，刮痧油可以选用橄榄油或者用婴儿的护肤油，总之不能刺激性太大。

二、刮痧的手法有讲究

具体到手法，在刮比较大面积时，一般用刮痧板平的棱面去刮，这个棱面要直接接触在皮肤上，向哪个方向刮，板的角度向哪个方向倾斜。最适合刮痧的板倾斜角度，应该在15度到45度之间。

一个板刮下去要走够一个长度，一般是10到15厘米，这样长度地刮，在同个部位要刮15到20下左右。

如果是年轻人，身体又比较壮实，或者是实性疾病，可以按压力量大一点，速度稍微快一点，刺激强度大一点。

如果病人偏虚，或者说不太壮实，就用中等的力度和中等的速度往下刮。

刮痧要有一定的按压力，但是按压力的承受程度，一定要根据病人的身体情况或病人的承受度来定。

刮痧板按压的过程中，病人会感到有的地方很疼，一般在那个下面都会碰到结节。中医讲。痛则不通"，疼是因为有异常的东西导致了经络不通。遇到这种情况，可以着重刮这个疼的地方，这个地方往往是反应点。

刮痧板有四个角，也可以拿角去刺激，比如指尖、指缝，拿角点一点这个穴位，也是刮痧，叫“点揉法”。把刮痧和点按穴位结合在一起了，叫“点揉刮痧”，比如头部，就可以这样刮。

刮痧的方向，一般肩背是从上往下刮，胸部是从里往外刮，四肢是从上往下刮。如果要刮面部，可以从内向外，沿肌肉纹理走向，顺骨骼形态单方向刮拭。

也可以按经脉循行的方向，比如手足阳经要从上往下刮，手足阴经要从下往上刮，当然，这要稍微了解一下经络的走行。

还有一些病可能也要特殊的方向，比如说下肢肿、静脉曲张，肯定是血液回流不好了，刮的时候就不能往下赶了，而是从下往上刮。

十二经脉

十二经脉是经络系统的主体，有六条阴经，六条阳经。阴经包括：手太阴肺经、手厥阴心包经、手少阴心经、足太阴脾经、足厥阴肝经、足少阴肾经。阳经包括：手阳明大肠经、手少阳三焦经、手太阳小肠经，足阳明胃经、足少阳胆经、足太阳膀胱经。

三、都要刮到出痧为止么？

刮出来的“痧”能反映这个人的体质，帮助确定疾病属寒属热。一般特别容易出“痧”，而且出很红的“痧”的人，属于热性的比较多，体质比较壮。

刮痧的时候不要求每个人、每个部位都出“痧”。比如人体的背部就比腹部的“痧”要出得多一些，脂肪厚的人就不容易出“痧”。

从西医来说，“痧”就是毛血管的破裂。脂肪层特别厚，出痧就少一些，腹部就不容易出痧。

有些人出不了“痧”，像有些疼痛性的疾患，刮了以后没有出“痧”，但是疼痛确实可以缓解。

还需要注意的是，治疗性的刮痧和保健性的刮痧也有区别，如果是感冒发烧这种病人，很容易刮出“痧”的，可能用的力大一些，在后背刮刮就出“痧”了。

如果属于保健性质的，每天刮刮自己，比如经常感冒、鼻炎，平时可以刮刮“肺经”、“大肠经”进行保健，这就不要求出“痧”，轻微地刺激就行。如果在这条经上有哪个地方特别疼，哪个地方特别不平，可以着重刮那个地方。保健刮痧可以天天刮，但不以出“痧”为度。

治疗性刮痧一般来说不是天天刮，要在以前的“痧”消褪时再刮。已经出的“痧”一般要5~7天才会消褪。到了“痧”消褪，摸起来不是特别疼的时候，可以再进行第二次刮。

四、刮痧之后切忌着凉

刮痧时皮肤要露出来，为了防止着凉，所以对室内温度有要求。刮的时候最好先刮不暴露的部位，最后刮需要脱衣服的地方。

刮完以后人体的毛孑L是张开的，还有一些“痧”点暴露在外面。毛孔张开时，风邪、寒邪容易乘虚而人了。所以刮完痧之后不要马上外出，最好喝一杯温开水，稍微休息一会儿。

刮痧能排毒，使代谢增加，代谢能增快一些，喝一大杯水也是促进废物排出。

一般在刮痧三个小时以后再洗澡。必须注意水温，否则被凉水一激，寒邪就要闭在体内。

五、哪些病可以自己刮痧治

如果自己刮痧，首先要买一本正规的针灸经络穴位书，上面会准确地标

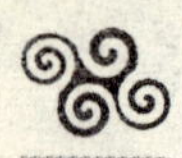

出各个经络的走行和各个穴位的位置,以此为依据刮痧或按摩才可能起到疗效。

1. 感冒,发烧

感冒发烧的话一般在督脉、足太阳膀胱经上刮拭。督脉从“大椎”穴刮至“至阳”穴,重点在“大椎”穴,“大椎”穴有很好的清热解毒作用。膀胱经可从“大杼”穴开始刮到骶部,重点在“风门”、“肺俞”穴。还可以加用“风池”穴。鼻塞重的加“上星”穴。发热重的加“曲池”穴。

2. 嗓子疼

有人嗓子疼的时候喜欢自己揪一揪脖子,被揪的皮肤会出很多红点,这和刮痧一个道理,也可以刮。刮痧有一个特点,哪儿有病刮哪,但是刮脖子的时候要注意,因为这儿有很多动脉,不要太过力了,会出现晕厥,不要刮得太靠外了,靠中间一点。

手上有个“少商穴”、“商阳穴”,这是治疗嗓子疼的非常好用的穴。针对这个穴位进行刮和按压,尤其是肺热的时候,治疗有一定效果。

3. 落枕

落枕要刮颈肩部分,从第二颈椎开始,沿膀胱经一直刮到第七颈椎,再从风池穴开始沿斜方肌一直刮到肩峰处。手心上有个“劳宫”穴,与其相对手背外的穴叫“外劳宫”,也叫“落枕穴”,刺激这个地方同时要活动脖子,能明显见效。落枕时最常用的还有“后溪”穴。

一般来说,用远端的穴位治疗急性疼痛时,刺激穴位的同时要活动受伤的部分,像腰痛,一般扎腿上的“委中”穴时,扎的时候要站着扎,扎完了针让病人活动腰部。

4. 心胸憋闷

我自己就有个经历,出国坐飞机的时候,突然感到胸闷特别不舒服,很憋,就找了心包经的部位,自己拿着刮痧板刮,从手腕刮到肘下,刮完以后就觉得豁然开朗了。

有人气压低的时候会觉得胸闷,都可以刮一刮。主要在心包经、心经上刮,这两条经都在手臂内侧。

包括心绞痛。心绞痛是个急病,心梗需要马上送医院。刮痧更适合心绞痛反复发作的，不是很厉害，但老是觉得胸闷不舒服那种，疼痛的时候、发作的时候要刮，没有发作可以预防，也可以刮。

穴位一个是胸口的“膻中”穴。如果心脏不好的话，可以拿刮痧板从上往下刮，边刮边找，可以感觉某个地方特别疼，穴位可能比不是穴位的地方反应更强烈一些，就重点刮反应最强烈的那个地方。

再有就是手臂内侧心经、心包经的部位。

佟彤说：我自己就特别容易扁桃体发炎，每次都用青霉素之类的才能控制住，结果，怀孕的时候也得过一次扁桃体炎，不能吃药了，怎么办？就想到了“少商”和“商阳”穴。自己找了三棱针，在这两个穴位上点刺放血，然后喝一大杯梨水睡觉，一觉醒来就觉得嗓子轻松了，一点药没吃就扛过去了。不过我每次嗓子发炎都属于肺热，如果是那种慢性咽炎的嗓子疼可能就要另当别论了。

三棱针在医疗器械商店就能买到，比针灸的针尖儿粗，是三棱形的。点刺前先按摩穴位几下，局部皮肤发红了，点刺时就更容易放出血来，三五滴就够。

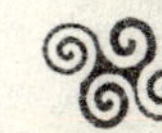

还有一个第二个脚趾缝下这块，在前脚掌上，从趾缝往后捋，会非常非常疼，不能碰的地方，如果真有心绞痛，那个地方会非常疼，这个地方平常要注意用刮痧板刮一下，能很好地缓解心绞痛。

这个穴位没有名字。可以在指缝之间去找，二三或者是三四之间，往脚掌那个地方捋，会很疼，那就是心脏在足底的敏感区。

如果是胃脘胀痛，主要刮拭的部位在背部督脉的“神台”至“筋缩”，以及膀胱经的“膈俞”至“三焦俞”；任脉可以从“上脘”到“中脘”至“下脘”处刮拭；还可以从剑突下沿肋弓刮到“章门”穴；也可以在胃经的“足三里”穴刮拭。

5. 便秘

主要刮拭的部位在膀胱经上从“肝俞”至“大肠俞”及相同阶段的“夹脊

穴”，胃经从“天枢”刮至“水道”，脾经从“大横”刮至“腹结”，胃经从“足三里”刮至“上巨虚”，还有三焦经的“支沟”穴。

6. 失眠

主要刮拭部位有头部的“四神聪”穴，颈部“天柱”及“安眠穴”，背部膀胱经从“肺俞”至“肾俞”，心经的“神门”穴及脾经的“三阴交”穴。

7. 痛经：

主要刮拭部位有骶部的“八髎”穴，从“上髎”刮至“下髎”；任脉从“气海”刮至“中极”；脾经从“地机”刮至“三阴交”，还可以加用“合谷”和“太冲”穴，加强行气止痛的作用。

佟彤说：现在人们工作大多是坐办公，户外干体力活的机会很少。长期室内伏案工作，中医讲，特别容易引起“胸阳不振”，就是运行胸部气血的推动力弱了，心脏和乳腺都会受累。这类人总觉得胸闷，喜欢长出气，就是叹气，去医院检查未必能发现问题。除了刮痧，中医肯定让你经常再晒晒太阳，扩扩胸，为的是“振奋胸阳”。北京肿瘤医院的院长徐光炜，可绝对是西医外科，但他在讲乳腺癌的预防和治疗时，还特别推荐了这种阳光下扩胸的保健预防方法。

叹气在中医里讲也会说到“肝郁”，就是由情绪因素引发的，因为压力过大，舒解不开，郁闷了，叹口气能把闷消了。除此而外，叹气的理由就是胸阳不振了。特别是小孩儿，他们没什么精神压力可言，叹气往往要想到心脏问题，心脏动力不足了，有时候，孩子心肌炎的最先症状就是长叹气。

夹脊穴

第1胸椎至第5腰椎，棘突下旁开0.5寸，一侧17个穴，左右共34穴。上胸部穴位治疗心肺部及上肢病症，下胸部的穴位治疗胃肠部病症；腰部的穴位治疗腰、腹及下肢病症。

现代研究认为夹脊穴能调节植物神经的功能，所以可以用夹脊穴治疗与植物神经功能相关的一些病：如血管性头痛、肢端感觉异常症、植物神经功能紊乱症、脑血管病、红斑性肢痛症、高血压等。

六、刮痧也能美容？

我在日本讲过刮痧，回国后一个日本学生给我寄了一张照片，是他进行面部刮痧后的效果。他说当时为了看效果，始终只刮半边脸。刮痧之前拍一张相片，刮了一段时间后又拍一张相片，两张放一起一比较，确实能明显地看出两边脸不一样，刮的那一边确实紧致多了。

道理很简单，刮痧可以活血化瘀，促进血液循环，面部如果血液循环好，气色就一定好，肌肉弹性有所改变。

还有人希望通过刮痧治疗脸上的黄褐斑。这就牵扯到内分泌的问题了，需要整体调理，不是单纯地刮面部皮肤就能管用的了。

女性内分泌不好的话，月经也会有问题。有一些穴位，像"三阴交"、"太溪"穴都可以选用。中医认为黄褐斑还和中医的"肝"有关，病人会有一些"肝郁气滞"，也可以刮刮"太冲"穴。黄褐斑会随身体状态的改善而变淡。

很多月经不调的病人，明显表现在腰骶的疼痛，就是尾骨向上的那个地方。如果女孩子老出现那个地方的疼痛就要看看妇科，可能会有盆腔炎、子宫肌瘤之类的。

妇科器官正好对着背部的骶骨，是"八修"穴的位置。"八佟"穴可以从上往下刮，刮完了以后可以感到非常轻松，郁滞去了之后，黄褐斑也会减轻，

面部的保养刮痧一定不要出"痧"，刮的力度不用太重，有一些温热的感觉，微微地发红了就可以了。

脑门可以向两个方向刮，沿着眼的轮廓，要从里头往上，上去以后到"太阳"穴之后揉两下。

刮下颌时也是沿着这个角度往上走。每次做10下左右，不要太多。

面部刮痧要从里往外刮，从下往上刮，尤其上岁数以后，面部皮肤有点下垂，要往上刮，最好是清洁了皮肤之后再做。

不适于刮痧的三种情况：

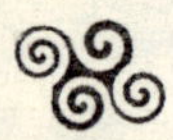

1. 急性重症，不明原因的昏迷。

2. 有器质性改变的疾病，比如骨折、肿瘤、皮下，夺知道性质的肿块。

3. 皮肤病有溃疡，血小板特别低，凝血功能特别等的人。

进补前如何自辨体质

名医樊正伦

著名中医专家，从事中医学临床与研究40年，获首届“中医药传承特别贡献奖”，现任崔月犁传统医学研究中心研究员，广东省中医院中医药学术继承人指导专家。作为中国中医药出版社的主要创办人和古籍出版编辑室主任，编写了《明清名医全书大成》、《明清中医临证丛书》等多部中医典籍。

||你知道么？

1. 自己的体质是寒性还是热性的？体质在任何时候都是一成不变的吗？

2. 进补的时候，男女有什么区别？

3. 同样是食用的肉，也有寒热之分吗？

佟彤笔记

樊正伦教授直播的那天提问的人很多，除了想知道保养的办法，人们还对樊教授通俗的讲解很感兴趣，他不光说到治病，还说到做人，能像正确地做人那样保养，身体也就无懈可击了。

十几年前就和樊教授很熟，那时他女儿还上幼儿园，樊教授应该算是慈父，他的教育方针是：对孩子一定要远远地看。“孩子不要多管，它是棵小树儿，老砍老砍就成灌木了”。樊教授的女儿在他的远观下自己考中了名牌大学，再次验证了他的理念。其实，樊教授讲到的养生方式与此同出一辙，都是强调顺应自然，只是现代人对自然的违背已经成了习惯。想要根据自己的身体情况决定如何进补的读者，听听樊教授是如何说的吧。

一、你是寒体质还是热体质？

按照中医的理论看，每个人的体质不同，即便是同一个人，在不同的阶段也会有不同的体质。

笼统地说是“瘦人多火，胖人多寒”。如果你一贯很瘦，伸出舌头自己看看，如果舌红、苔黄，而且一热就出汗，一冷就冻透，或者自己觉得太阳一晒就透了，一般可能是阴虚体质。

阴虚的人要注意养阴。可以用点枸杞子、银耳、莲子煲汤，可以多吃一点猪肉，因为猪肉本身是寒性的。

如果你比正常人偏胖，一活动就出汗，吃得稍微不舒服胃里就不适，这种情况一般是阳虚的体质。阳虚的人要温补性的，冬天的时候多吃一些羊肉、牛肉，甚至鹿肉、狗肉。

除了这两个性质完全相反的体质之外，常见的体质类型还有：

气虚体质：身体瘦削或偏胖，经常感到疲倦、乏力，说话无精打采，面色苍白，容易出汗，活动后加重，经常有心慌的症状，食欲差，舌头色淡，舌体胖，舌苔白。

日常食物中的粳米、山药、大枣、胡萝卜、香菇、鸡肉、鹅肉、兔肉、鹌鹑、青鱼、鲢鱼等都有补气的作用。

血虚体质：面色苍白没有光泽，或萎黄干燥、嘴唇颜色淡，经常会头晕眼花、心悸失眠、手脚肢端发麻、舌质偏淡，形象地说是“黄脸婆”。

食物中的桑椹、桂圆、何首乌、黑木耳、菠菜、胡萝卜、牛肝、乌鸡、甲鱼、海参等都可用于补血。

阳盛体质：形体壮实，经常面色红赤，脾气烦躁，说话声高气粗，喜凉怕热，口渴喜冷饮，小便短赤，大便熏臭。

阳盛体质的人一般不需要进补，饮食要多吃清淡，少吃牛肉、狗肉、鹿肉

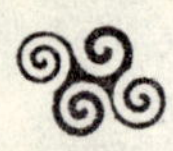

以及辛辣食物，多食水果、蔬菜，因为酒性辛热上行，所以阳盛之人切勿酗酒。

痰湿体质：形体肥胖，喜欢吃肥腻、甜味的食物。精神倦怠，懒得运动，有嗜睡的特点，头目不清或觉头重痛。身体总觉得很重，嘴里有黏腻感，大便溏，不成形，舌体很胖，舌苔滑腻。

这种体质的人饮食特别要讲究忌口，少食肥甘厚味，酒也不宜多饮，而且不要吃得过饱，要多吃些蔬菜、水果。

气郁体质：这种体质的人一般面色苍暗或萎黄，平素性情急躁，要么容易激动要么忧郁寡欢，喜欢长叹息。女性月经前会出现乳房胀痛现象，自觉咽中有异物，大便泄利不爽。

这种人一般性格内向，根据《内经》“喜胜忧”的原则，药物食物调养的同时应主动寻求快乐，通过养心来补身。

可以少量饮酒，以通利血脉，提高情绪。佛手、橙子、柑皮、香橼等也有行气化郁的作用。

二、进补也要男女有别

女性重在补血：总体来说，进补要依性别而异。女性重在补血：身体比较弱的女孩子在冬天以补血为主，可以自己制作一点“益血养颜膏”来吃。

这个方子是这样的：山东阿胶500克，冰糖250克，大枣250克，核桃仁250克。把核桃仁打碎，把大枣用水泡一泡，把核去掉。然后将黄酒、阿胶、大枣、冰糖、核桃仁一起放在一个瓷碗里蒸。

在“小寒”节气前后的两个月时间里，身体弱一些的女孩子都可以用这个药，每天一勺到两勺温开水化服。

阿胶是驴皮熬至的胶，颜色是紫色的，既补心又补肾。核桃仁长得就像人的大脑一样，既有补肾的作用，又有益脑的作用。大枣外面是红的，里面是黄的，可以健脾胃。加黄酒的目的是运用黄酒的酒力能够促进这些黏腻膏类的吸收。

每年冬天，只要不是感冒发烧的时候，这个膏可以长期吃，对皮肤的肤质和光泽都有好处。

佟彤说：体质是可以改变的，比如遇到大病或者生了孩子之后。很多原来很瘦的女孩儿生了孩子后变得很丰满，以前怕冷的毛病没了，可能就是体质改变，阳虚体质有所恢复。

男性重在补阳：男性以阳气为主。身体弱，怕冷的男性冬天的时候可以吃点“桂附地黄丸”。这个药是在“六味地黄丸”的基础上加上桂枝和附子，是在补阴的基础上补阳。

冬天的时候人的气血都到里面去了，保护外边的能力减弱，如果本来就。肾气弱的话会更觉得四肢畏寒、怕冷，用了这个药感觉会好一点儿。一般来讲，吃这种药一天一次就可以。

三、冬天进补等于“树木冬灌”

总体来讲，四季的变化在自然界中表现出植物的生、长、化、收、藏。在人的生命过程里其实也反映着气血的不同变化，不同季节的补养也因此不同。

冬天在北方是一个天地闭藏的季节。树叶都落光没有了，营养都到了根部，储存起来为明年的春天生发做准备。人也如此，从“立秋”开始，人的气血就开始从外面向里收了，一过“立冬”以后，气血都储存到里面去了，外面相对不足了，所以，冬天人容易感冒，就是因为保卫外边的气血转移到里面了。

按照中医的理论就是“秋冬养阴”。“养阴”是什么意思呢？就是要多吃点肉类的食物，北京老百姓叫“贴秋膘”。冬天吃肉类食物可以比春夏多一些，因为冬天你的气血都在里面，能够充分运化吃进去的营养，能给明年的春天奠基。树要冬灌，人也要冬灌。

相反，夏天的时候人的气血都到外面去了，里面实际上是空的，所以夏

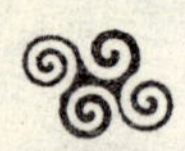

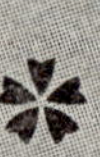

天容易闹肚子。这种情况下，你补多了也是白吃，不能够充分运化，反而会引起肠胃功能紊乱。所以夏天讲究吃得清淡。

佟彤说：一般情况下，补药都要空腹服，因为空腹的时候消化吸收得很快，如果是刚吃完饭就吃药的话，疗效会受影响。

很多人说不愿意吃肉，怕血脂高，那可以多吃一点坚果，如栗子、花生、核桃、瓜子。中医里面很多药物是果实，果实是什么？是植物的种子，种子代表生命的延续，所以冬天的时候如果不愿意吃那些肥甘厚味的话，可以吃一点坚果，它们有补肾的作用，中医所说的肾在五脏中有"封藏"的作用。

除了"秋冬养阴"还有"春夏养阳"的问题。春夏常常要用点人参、黄芪，因为那时候你的气血都到外面来了，里面是空的，所以在北方人参、西洋参、黄芪，春天和夏天也可以照样吃。

广东等南方城市就像我们的常青绿树一样，有夏而无冬，只有生发而没有闭藏。所以南方人很注重煲汤，黄芪、党参、当归、阿胶、枸杞子，都是他们煲汤的常用原料，因为他们是生发有余，闭藏不足，必须用这样的煲汤来保证身体的消耗。

巧吃乌鸡白凤丸

春天的时候要吃点"乌鸡白风丸"，小管是男是女。因为春天与肝气相通，乌鸡白风丸可以补肝血。

夏天的时候要吃点"参麦饮"，成分是人参、麦冬、五味子。夏天的时候汗出得多，阳气都出去了，用一一点"参麦饮"能补气、收敛，减少心慌、气短、汗多的问题。

四、各种肉的寒热属性

羊肉：性温，人肝经。中医有个补血的名方叫"当归生姜羊肉汤"，可以温中补血。平时也可以把当归和羊肉煮在一起吃，这样对于体质虚寒的人是有益的。

牛肉:性平。体质上没有明显寒热偏颇的,可以吃一点牛肉,牛肉是平性的,能补脾胃。

鸡、鸭:鸡肉是温性的,鸭子是寒性的。

鸭子生长在水里,习性偏寒。“全聚德”吃烤鸭都是用嫩鸭,所以必须用火烤制,为的是纠正它的寒性,使之性平一些,吃完以后不会伤胃气。

吃鸡的话你可以炖嫩鸡,吃鸭子却没有炖嫩鸭子的,都是“老鸭汤”,如果用嫩鸭煮的话,汤是寒凉的,老鸭汤的寒性就少了。中国传统烹调中,嫩鸭用做烤鸭,或要不就是盐水鸭。盐水鸭是用盐腌制,因为盐本身是火性的,把盐往火里一放马上就着了,用盐腌制过的鸭可以矫正它的凉性。

猪肉:性偏寒。

如果体质偏热的人,可以多吃一点猪肉,但是不要太多,((本草纲目》里讲猪肉性甘寒,多吃甘寒易生痰。这个“痰”不仅仅是指咳出来的痰,还指代谢出来废物。

体质偏热又容易有火的人吃点猪肉没太大关系,如果体质本来就偏胖又偏寒的人一般会趋向于痰湿体质,就该少吃点猪肉了,否则里面的寒湿就更严越重。

鱼:河鱼大部分是凉性的,海鱼是平性和温性的。体质偏热的时候可以吃点鲤鱼、鲫鱼;体质偏寒的时候可以吃点黄花鱼、带鱼。

五、看着很壮的人为什么一遇寒就泻肚?

这是脾气虚的症状。中医里的“脾”是运化水湿的。什么叫运化水湿?就是把你吃进去的东西化生为气血,把代谢废物排出体外。如果脾胃功能比较弱,气血的生化功能就差,卫外能力也就差了。

人体保护自己不受疾病侵袭的本能,中医讲是是由“卫气”承担的,“卫气”根源于肾,滋养于脾胃,开发于肺,它和这三个脏器有关,所以肾阳不足、脾气偏弱、肺气偏弱都可以造成“卫气”虚,产生一遇寒就泻肚的状况。

这种情况应该用一点益气护表的药,比如在炖鸡的时候放点黄芪。黄

芪有很好的补气作用，上可以补肺气，中可以补脾气，而且味道不难吃，增强阳气，肯定会改善一走路就呼哧带喘，遇寒就泻肚的现象。

> 佟彤说：有一种胖子是脾虚的胖，而且还会白胖儿白胖儿的，不仅不能吃泻药，还要吃补脾的药，因为他身上的胖在中医看来是没代谢出去的废物，不是肌肉，有点像注水肉的意思。

六、怕冷的女孩儿怎么补

人的气血随四季变化进行不同的调整，现在女孩子的问题一个是冻出来的，一个是饿出来的。

春天的时候，人的气血从里边向外走，毛孔是从闭合向开放状态走，脉也是弦脉，是一个绷紧波峰，都是气血往外走的标志现象。要适当多穿一点衣服，有助于毛孔开放，所以一定要"春捂"。

为什么"秋冻"？因为秋天毛孔是从开放到闭合的状态，人的气血从外面向里面走了，这时候穿得太多，反而不利于毛孔的闭合，稍微冷一点有助于气血往里收藏。

《黄帝内经》讲，"人秉天地之气生，法四时而成"。就是说人是根据四季的规则来完成他的生命过程的，俗话中的"春捂秋冻"就是提醒人们要遵从季节变化来养生。

我在临床遇到很多白领，她们的症状是四肢疼痛，手脚冰凉，一问，夏天的时候，她们常常在空调房子一待就是十多个小时，连出汗的机会都没有。

中国人早就有经验之谈，有句话，夏天不热，冬天不冷，迟早要生坐病。冬天吃了很多营养有用的东西，对气血生化有用，到夏天的时候毛孔应该是开放的，这时候把体内代谢多余的东西排出体外，如果夏天不出汗的话，多余的东西排不出去，淤滞在体内就容易生病了。所以，夏天的时候冷气不要开得很大，在25度左右合适。

同样的，冬天也不要把暖气开得太热，20度左右就可以了，因为冬天的时候是闭藏的季节,如果太热毛孔会是开放的,体内精微的东西就丧失出去了,明年春天你就会觉得很累了,因为它没留驻足够滋养你的东西呀。

我们用树来看,一棵树开两次花的话,恐怕这棵树就很难活了,一个人在一年里经过两个夏天的话,我看也就困难了。

有的人脚怕冷,但脸爱发热,这种情况,中医叫做“上热下寒”。下面很凉,把阳气都逼上来了,和气机的逆乱有关系。女性在 40 岁以后这种症状比较明显,这是血虚于下、气虚于上的原因,建议用点“坤宝丸”,一边养血,一边平肝。

佟彤说:中医治疗腹泻不会一上来就止泻的,甚至会用泻药,帮助身体把脏东西排出去,特别是大便异味很重的时候,止泻就会把邪气留在体内了,又叫“闭门留寇”。所以,有湿热的人如果大便不成形,也仍旧可以吃各种清胃药的,虽然它有缓泻的作用,但恰恰可以通过缓泻排出湿气。

七、脸上爱长包,喝水很多,是肝火旺还是胃火旺?

如果是女性,一般肝火偏旺的比较多。中医里面的“肝”是藏血之脏,本身“喜调达而恶抑郁”,在人体中起到调畅气机的作用。肝火旺的时候人爱发脾气,会面红耳赤,不想吃饭,再严重一点,怒气满胸。

这在女性表现得比较突出,因为女性以“肝”为先天。女性月经前后特别容易发脾气,因为这时候血行于上,气浮于下,气有余便是火。所以这一段时间要特别注意养血平肝。

如果体质上就是肝火旺的人,应该吃一点“加味逍遥丸”。用当归、白芍来养血,柴胡、薄荷来舒肝,丹皮、栀子来清热,白术、茯苓来健脾。这是一个综合性的保养药,爱发火的女性,甚至男性,只要最近特别不愉快,动不动就发脾气,都可以吃一点。

上火的人胃火也会常见,口舌糜烂,嘴里有味儿,嘴巴上面就长口疮。

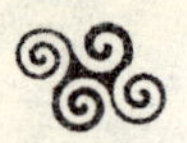

这是因为脾胃运化能力差了，吃进去的东西不能充分运化，存在里面就成了湿和热。这种湿热一定会找出路的，口腔上的溃疡就是它的出路。

有湿热的人，大便不一定是干的，一般是糟的，不成形的，但是味道很大，这种情况要清胃热，可以吃“牛黄清胃丸”、“黄连清胃丸”。

八、血脂高、尿酸高怎么进补？

血脂高，脂肪肝，属于淤滞。我们说“流水不腐，户枢不蠹”。如果水是流动的，里面有营养的东西很快化生为营养了。如果是一滩死水，营养越多可能臭得越快。

如果有这种情况的人是白领，应该“勤动脑体不动心”。心里不要有更大的压力，考虑问题可以尽量全面，处理问题可以尽量果断，但是晚上停下来的时候，心不要动，晚上躺在床上，敢与天地日月同辉，非常平静，这非常重要。

头是用的首领，四肢是用的工具，这都是必须动的，惟独心不能动。心一动，五内俱焚，保持安静的心态很重要。

饮食上要清淡一些，早上、中午的饭吃得好一些，晚上的饭一定要清淡一些。

因为早上和中午阳气盛，脾胃功能弱的时候还可以借助自然界的阳气充分运化营养。到了晚上，自身运化的能力差了，自然界的阳气也弱，吃进去的东西不能充分地代谢，就变成了多余的产物，中医称之为“痰”。

医生有时会建议你晚上喝一点酒，白酒或葡萄酒，因为少量的白酒或葡萄酒有助于气血的运行，帮助实现“流水不腐、户枢不蠹”。

另外，夜里 ll 点以前一定要睡觉。

11 点到 1 点，中医认为是胆的功能最好的时候，1 点到 3 点是肝的功能最好的时候，如果 11 点到 1 点这个子时，1 点到 3 点丑时，这时间如果你还在兴奋的话，血就往大脑上走，肝脏就处在相对缺血的状态，长期熬夜也会造成脂肪肝。

11 点以前一定要睡。早上早点起都没有关系，因为早上 3 点到 5 点是肺气旺盛的时候，5 点到 7 点是大肠经旺盛的时候，这时候起得早一点可能会觉得很精神。

同时可以吃一点“三七粉”，就是云南产的“三七”，它是一个既补气又活血的药。在所有的活血药中，只有“三七”是活血而不无破气。每天早上5克，晚上5克，温开水送服，坚持吃，血脂、脂肪肝都会得到改善。

九、嘴唇经常干裂，喝水以后很快又干了，而且便秘，怎么办？

这种状态应该看成两种状态，有一种属于阴虚有热的体质，想饮水自救。里面有火有热，水进去以后，很快就蒸出去了，所以怎么喝也不管用。肠道也处在阴虚有热的状态，大便的干结常常是由于里面的经血不足。

如果本身比较瘦，饮食还可以，不仅喜欢喝水，而且还爱吃，大便再干燥的话，我觉得对于这样的人应该以养阴为主，还应该找有经验的医生调整一下，这种阴虚有热常常是一种糖尿病的先兆。

还有一类人，嘴唇经常干，大便也不爽，但不一定很干，就是两三天才一次大便。这种人往往是由于脾气弱了。由于脾气弱，清气不往上升，浊气不下降，怎样改善呢？

我们知道小孩子一般上厕所都很快，因为他中气很足，清气往上升浊气就往下降。如果人中气不足了，清气不往上升，浊气就不往下降，大便自然就困难。这种状况可以以健运脾气为主，用“补中益气丸”，让清气往上升，浊气就往下降。

心电图可能骗了你

名医林谦

博士，主任医师，博士生导师，北京中医药大学东方医院副院长，从事心

血管疾病的中医及中西医结合医疗、教学、科研工作20余年。2007年获首届全国杰出女中医师称号。

||你知道么?

1. 心电图可能查不出冠心病。

2. 哪种检查最能准确诊断心脏病问题?

3. 糖尿病的人心绞痛可能不觉得痛。

佟彤笔记

直播的医生讲过一个笑话,有个才35岁的病人,在一次体检中被诊断是"陈旧性的高侧壁心肌梗死"。病人吓坏了,他一点症状都没有,每天还在踢球呢。体检医生很认真,断定他"肯定以前发生过心梗,血管堵死了,没准哪天就成真的了……"

来直播的医生拿着那个有问题的心电图就笑了,当时让他再做了一个,结果完全正常。原来,体检中心把心电图左右手的导联接反了!出的图形就像"陈旧性的高侧壁心梗"的图形……

心电图心电图,就是记录心电变化的图,能引起心电变化的情况都会引起心电图的改变,导联接反了是罕见的原因之一,饭前饭后的心电图都可能不一样,做之前吃根冰棍儿,心电图也会改变……但是,心电图的敏感是有前提的,对那些没有涉及到电变化的心脏病变,普通的心电图很可能就虚报平安了。

林医生说,调查显示,在后来查出有冠心病的人中,有50%的人曾经在检查普通心电图时被诊断为"未见异常"。

一、心电图可能"报喜不报忧"

心电图的诊断是有局限的,拿冠心病来说,最好的诊断方式是"冠状动脉造影"。有个调查,"冠状动脉造影"证实有冠心病的病人,他可能之前做了普通的心电图，但会有50%的人被告知是“正常心电图”。因为普通的心电图只是瞬间的心电活动的记录，冠心病、心绞痛如果不是发作期，心电图完全可以是正常的。

除冠心病之外，其他的还有一些疾病，只要是疾病没有涉及到心脏的电活动改变时，心电图也完全是正常的。这是由于心电图这种检查的特殊性决定的，实际上它是间歇性地反应出心的电活动变化，也只是从一个侧面来判断心脏功能的情况，所以完全有可能心脏有病了，但是普通的心电图是正常的。

佟彤说：脑电图和心电图一样，也不是脑子里的什么问题都能查出来的。相比来说，脑电图诊断癫痫之类的疾病最适合，因为癫痫就是异常的脑细胞放电。如果怀疑长没长肿瘤，最好还是做个脑CT；查脑血管有没有栓塞、狭窄，适合做脑血流图。

二、如果心电图正常，什么情况下还得做进一步检查？

一般来说，患者有胸闷或者不适的症状时，首先还是要做普通心电图，因为方便快捷，毕竟还是有50%的病人可能出现心电图的改变。如果临床的症状又比较典型，配合心电图的异常就可以检查出问题了。

如果普通心电图正常，但是病人却有明显胸闷胸痛的症状，建议去做一个“运动心电图”，就是所谓的“平板试验”，通过运动把心脏潜在的问题诱发出来。

一般来讲，运动试验对男性的冠心病病人阳性率相对要高一些，就是说如果男性病人有心脏缺血的话，通过运动试验能从心电图上发现问题。如果是女性的话，可能仍旧是阴性，但也不能完全说明她心脏没问题，还可以再选择做24小时心电图的监测，背一个小的仪器盒子跟着你，它可以把你24小时的心电图全部记录下来。

比如你在24小时之中，有胸闷发作或者是心脏疼痛等不适症状，医生

可以对照你发作的时点，看那个时候的心电图是什么样子的，就捕捉到了病人发作时候的心电图，这个意义比较大。

如果说是做到这个时候，心电图上还是没有异常，但这个病人的胸闷胸痛症状又无法解释，或者病人非常想知道：我到底是不是冠心病？急于明确诊断，我们会建议他做一些无创的检查。

比如同位素检查。就是向静脉里注射同位素，心肌局部的缺血状况都可以显示出来。一般同位素扫描也是和运动实验结合起来，以提高它的阳性率。比如这个人有吸烟史，有高血压、糖尿病等情况，可能会建议他做一个“冠状动脉造影”。

这是一个微创的、介入的检查方法，通过一个导管进入到给心脏供血的冠状动脉。冠状动脉如果出现狭窄就会导致心肌的供血不足，这个介入检查可以充分地显示整个冠状动脉的情况，可以发现哪个地方有狭窄？狭窄到百分之多少？很直接，最终得到明确的诊断。通过这个检查，你究竟有没有冠心病就可以板上钉钉了。

怀疑心脏病的时候，医生可能还要你去做 B 超查有没有胆囊炎、胆石症，因为它们也会引起胸闷，在医学上也有“胆心综合征”，这种疼痛不是由于心肌缺血引起的，是因为胆囊的炎症引起来的心脏反射性的一种反映。这不能算是医生的过度诊断吧？

> 佟彤说：前几天导演陆川在他的的博客里抱怨医院，做胃镜居然要化验艾滋病。其实这件事上医院没错，胃镜之类的检查现在确实这么规定的，因为胃镜难免会损伤黏膜出血，如果仪器上的艾滋病病毒没消毒干净，很可能给做胃镜的人感染上了。就像坐飞机要限制用手机，其实也是为了用手机者自己的安全。

三、很多人体检时医生告诉有“sT 段改变”，到第二年、第三年也是这样，为什么本人没有症状？

前面说了，心电图本身是心脏电活动的一个反映。ST 段的改变有两个可能，一个是ST段压低，还有一个是T波改变，都是心电图比较专业的术语。一般来讲，比较多见的还是心肌有缺血问题，它是心肌缺血的一个表现。但有这个表现并不一定全部都是心肌缺血，有的病人心电图有ST段的改变，但造影做下来没有明显的冠状动脉的狭窄也完全有可能。对于这种病人，如果有临床的症状，主张再进一步地检查，明确地诊断。

四、心电图检查发现有“室早”，之后再查没再发生，为什么？

国外有统计，即便是健康的人也可以出现早搏。如果排除器质性心脏病存在的话，现在主张不用去管它，它不会给你带来不好的影响。如果已经有器质性的心脏病或者是心衰、心肌缺血，我们就要关注它。但即便是这种情况下，我们也是主张去治疗引起早搏的原发病，比如说是冠心病，重点改善它的心肌供血，随着心肌供血的改善，室早有可能缓解。

心脏分为左、右心房，左、右心室，共四个部分，在工作时，心室出的力最大，心室出了问题一般要比心房出问题严重，因为它一不工作心脏就没力气泵血了。所以，“室早”就比“房早”值得重视，“室颤”就比“房颤”严重，一般出现了“室颤”，病人就很危险了。

佟彤说：看心脏病的时候经常听到几个术语，房早”，“室早”，“房颤”，“室颤”，全称分别是“房性早搏”和“室性早搏”，“心房纤颤”和“心室纤颤”。

五、哪些症状需要特别警惕心脏问题

心绞痛实际上是临床症状的一个综合，如果是非常典型的心绞痛症状发作，仅凭这些典型的症状几乎就可以诊断为冠心病了。所以，大家一定要知道这个典型的心绞痛是什么样的。

首先是疼痛或者胸闷发作的部位、疼痛的性质、诱发的因素、缓解的方式,从这几个方面来判断是典型还是不典型的。

部位:典型的是胸骨的后边,而且是中上的,并不一定在心脏的部位。

疼痛性质:疼痛可能呈一种放射性的,会沿着左臂的内侧一直放射到左手的无名指和小指。也有极个别的病人会放射到下颚部,有些人甚至牙会有些疼,这就有一些变异了,是放射部位的变异性。

心绞痛非常典型的其实是胸骨后的一种压榨感,我们俗话讲就是一种压迫感。我们有时候接诊病人时,病人自己会说:“我这里像压了一块石头。”是一种紧缩感,当然也有一些轻的说是一种胸闷感。有些病人说是一种针刺感,这种情况对于心绞痛诊断意义就不大了。

持续时间:一般来讲,心绞痛持续的时间都不会长,都在5到10分钟的样子,一般在运动、饱餐、寒冷以后出现。像冬天,有的病人一出门,一着寒风就开始疼;有的人是追车,跑几步,上天桥之后就开始疼了。还有的是饱餐之后也会疼。

佟彤说:在搞不清是否有心绞痛的时候,含硝酸甘油是个好办法,含了之后如果很快缓解,自然说明用对了药,说明心脏确实有问题。如果还照样疼,就说明未必是心脏的事情了。但是要注意,如果人比较年轻,三四十岁,以前又没吃过这药,含的时候最好平卧,因为硝酸甘油能很快把血管扩张开来,不光是心脏的血管,全身的血管都会受影响,血管突然扩张,血压就降下去,没吃过的人可能会因为血压突降而晕倒,躺着的话,血压的改变就不那么明显了。

有的病人经常跟我说,我今天白天很累,晚上躺着休息时就不舒服了,他是担心心绞痛发作了。其实,一般的心绞痛是在劳累的当时发作,不是休息以后才发作。如果在运动过程中你出现这些症状,一般停止了这个运动,休息一会儿疼痛马上就能够缓解。

还有就是含服硝酸甘油后5到10分钟就能缓解。

满足了上面这几点的心绞痛已经比较典型了，凭这种症状，哪怕心电图是正常的，这个人的心脏也要特别重视了。

现在还有比较多的不典型心绞痛，可能是疼痛部位的不典型性，比如可能是在左边，或者整个的心脏发闷，有憋气的感觉，这种情况就需要其他辅助的检查来帮助诊断了。

六、心脏病导致的猝死有没有前兆?

心源性猝死临床上认为多是急性心肌梗死，是短时间内供应心肌的血管完全的闭塞导致的。一般来说，心肌缺血是一个缓慢的过程，血管逐渐狭窄，到一定的程度才彻底闭塞。因为是一个慢性的过程，所以会有时间建立血管的侧枝循环。虽然主要的血管可能是堵上了，但侧枝循环弥补了心脏的供血，能够保证一般的生活，不至于马上危及生命。

但如果是年轻人，突然出现血管的急性闭塞，又没来得及建立侧枝循环，心脏突然失去血液供应，导致大量的心肌细胞在短时间内坏死，这种坏死就是不可逆的，不可能再生了。

这样的猝死之前心脏都会出现室颤，是一种严重的、致命性的心律失常，死亡的可能性就比较大了。

但是这种情况之前还是会有一些症状的：比如会觉得体力下降，胸闷，有的人觉得胃不舒服。最近有一个病人，他认为是自己饿的，觉得胃不舒服，没太注意，最后发现是一个急性心肌梗死，因为比较年轻，过去也没有这个病史，所以很容易忽视。

一些高危人群一定要注意猝死的发生，比如吸烟的人，有心脏病史、糖尿病、高血脂的人。

有糖尿病的人对疼痛的反应比较弱，会发生我们临床上称为“无痛型”的心绞痛，就是已经发生心肌梗死了，但是自己没有感到疼痛，可能是糖尿病引起的末梢神经的一些病变，导致他们对疼痛的反应迟钝。

如果你的家族里，比如父母亲或者兄弟姐妹在比较年轻的时候出现了比较严重的心脏病，有猝死或者有脑血管疾病的病史，你自己要特别地注意

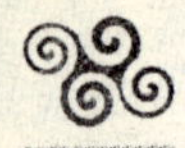

了。我们现在主张,30 岁以上的人都要坚持量血压,每年要有常规的体检,包括血脂、血糖、体重都要监测。

七、经常背部、胸部憋闷,深呼吸才舒服,心电图为什么查不出问题?

经常感到憋闷,深呼吸以后特别舒服,这在一些年轻女性比较多。特别是工作压力大、生活不规律、经常上夜班的,或者是近期工作比较繁忙,容易急躁,急躁之后这种症状会加重。去做各种心脏方面的检查什么问题也没有,可能就是神经功能紊乱造成的,不是心脏本身有什么病变,是神经调节的失常。

甚至一些冠心病的病人也有神经功能紊乱这些症状,两个也可能会绞到一起,这就是有的病人为什么做了支架以后,血管很畅通了还会觉得不舒服的原因。

佟彤说:一定要意识到糖尿病人对疼痛的反应是迟钝的,和糖尿病损伤了末梢神经功能有关。很多糖尿病人最终导致截肢,都是因为最初对脚上、腿上的伤口没有感觉,不知道自己哪里破了。糖尿病人皮肤含糖高,细菌在那里很容易生长。不对伤口及时进行治疗,很快就会感染加重,最后非截肢不可。

八、得了冠心病还能运动么?

很多冠心病人有误区,觉得冠心病是供血不足,就别再运动给心脏增加负担了。其实我们还是鼓励这种病人循序渐进地有一些运动,现在提倡最好的运动还是快步走,不主张快速跑。

但有一个前提,一定要规律。所谓规律,就是一个星期至少保证五次的运动。有的人说周末我去爬一次山呀。虽然一次的运动量很大,但是没有规律地运动的话，对心脏，包括神经功能的改善作用就相对弱一点。

快步走，微微有一些汗，当时可能觉得有一点儿累，但是疲乏的感觉能够很快缓解，达到这种程度是比较理想的。

佟彤说：以前我有个同学，特别喜欢深深地叹气，大家总笑她说像有多大的愁事似的。其实没愁事，但叹了气就舒服。后来学到"方剂"时，觉得自己属于"肝郁"，就买了"逍遥丸"吃，确实管用。像这种查不出什么问题但情绪总是急躁抑郁、胸闷的女性，可以吃点"逍遥丸"。这药最早是治因为肝郁月经不调的，现在肝郁的人多了，不单是女性，早就男女通用了。

九、改善心肌缺血的药该怎么吃？

先说中医，中医看病比较强调个体化的治疗。如果没有症状，西医现在的治疗就是扩张血管，中医可以根据你个人的情况来判断，冠心病的病人属于"心气不足"为多，这些病人可能表现为胸闷、胸疼，舌头比较淡，病人会疲乏无力、心慌、睡眠不好，可以吃一些补气、补血的中药，如果推荐成药的话，比如"通心络胶囊"、"丹参滴丸"都可以吃的。如果最近觉得胸闷的症状比较重，"心痛舒"也可以用，作为发作期的用药比较好。

西药主要是硝酸甘油，可以非常迅速地缓解心绞痛。硝酸甘油是舌下含，黏膜的吸收是非常快的，要比通过消化系统吸收的药要快得多。除了硝酸甘油之外，现在大家常用的丹参滴丸、速效救心丸也都是可以的。

如果症状不是很重，吃"速效救心"和"丹参滴丸"就可以，倘若能够缓解，就不用再吃硝酸甘油了。服用速效救心类药物以后没有效果的，可以隔15分钟再含服硝酸甘油。

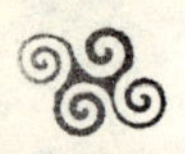

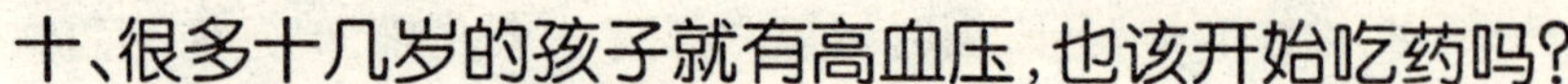

十、很多十几岁的孩子就有高血压，也该开始吃药吗？

如果是高血压140/90，刚刚到这个线，很小的孩子，首先应该排除其他疾病引起高血压的可能性。可以去医院的肾病科，看看有没有肾血管的狭窄？肾上腺有没有问题？如果是这些问题引起的继发性高血压，通过消除原发症，高血压就能够得到控制。

如果就是原发性高血压，首先要用非药物疗法治疗一下。所谓的非药物疗法是低盐饮食和加强运动。

尽管大家知道高血压的遗传家族史很重，但是如果后天没有高盐的饮食，有可能不发生。如果没有高血压的遗传基因，后天高盐的饮食也会出现高血压。

可以慢跑，要有规律，把体重控制在正常的范围之内。这样观察半年的时间，看看能不能维持这个水平或者更低一些，那样的话也可以允许他不吃药。

如果半年以后还是控制不好，或者有继续升高的趋势，那个时候建议再采用药物的治疗。但是即便是采用药物治疗，非药物的疗法、生活方式的改变也还要坚持。因为有些高血压的病人，一边吃着降压药，一边还是高盐摄人，就会很影响降压药的疗效了。

脑力劳动者是脾虚的高发人群

名医杨晋翔

主任医师，博士研究生导师。师从我国著名中医学家董建华院士，现任北京中医药大学东直门医院院长，兼中华中医药学会理事、中华中医药学会脾胃急症委员会主任委员、中华中医药学会中医内科分会常委、北京中西医结合学会副会长、北京脾胃病学会副主任委员。从医近30年，主攻消化系统疾病的中西医结合防治，参加国家科技部对萎缩性胃炎的攻关研究，主持国家中医药管理局、教育部科研项目三项。曾获北京市科技进步奖、北京高等教育优秀成果奖。主编《胃炎及消化性溃疡》等著作及参加编写书籍10余部。

||你知道么？

1. 长期劳心，用脑就会伤到“脾”。

2. 同为“解毒丸”，主治各不同。

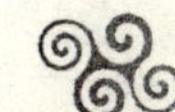

佟彤笔记

杨晋翔是著名中医董建华的学生，记得他刚做医生的时候曾经说过，他很喜欢大黄这味药，因为人们胃肠不清洁，大黄可以涤肠荡腹，清扫“内环境”。这次直播时他只字没提大黄的事，一个可能因为和直播的主题没太直接关系，另一个原因大概就是现在人们已经劳心不劳力了，大多数人的工作方式和过去的文人无异，这就是每天去杨晋翔那儿看脾虚的人越来越多的原因，而他们的毛病已经不是大黄的率性能解决的事。

以前有句话说文人是“手无缚鸡之力”，这话其实有道理，因为文人多脾虚，脾在中医里又和肌肉有关，所谓“脾主肌肉”，脾虚人自然不能强壮了，即便是胖也是“虚胖”，用老百姓的话是“囊睡”太多，虽然倒不至于不能“缚鸡”。就让杨医生告诉脑力劳动者们，如何正确地扭转脾虚的状态口巴。

一、脑力劳动者是“脾虚”的高发人群

我们所说的“脾”是中医的“脾”，不是西医的“脾”，不是说我们做B超检查的时候的那个脾，那是西医的脾脏。而中医的“脾”包含了现代医学里的消化系统、内分泌系统等诸个系统，脾虚也是一种综合征的表现，是一组功能失调的组合。

既然说到是功能的组合，我们知道中医有句话叫“思劳伤脾”，就是说过度用脑会伤到“脾”。比如大家都有体会，过度用脑，像考试前的紧张复习或者开了很紧张的会，胃口马上就没有了，这就是伤到“脾”了。

说到这儿，先要谈谈“脾”的生理作用。从中医角度来说，“脾”有几个功能，一个是主运化，这里分两方面，一个是负责运化水谷，第二个是负责运化水湿。这两个功能失调了，首先会出现不想吃饭、浑身没劲之类的症状，同时还有代谢废物的堆积，比如中医经常讲到湿邪，是代谢废物，所以脾虚人的胖总是显得虚胖虚胖的。

“脾”还有升清的功能，“清”是什么概念呢？就是营养物质，“升清”的意思就是把精微物质输送到身体的各个脏器，如果送不到所需位置就会产生废物的堆积，会产生“水湿”之邪，“痰湿”之邪。

脾还主肌肉、主四肢。脾气不足的人一般都会面黄肌瘦，身体没有力气等等，这都是因为脾的功能失调，功能不足造成的。

总的来说，如果出现了不思饮食、身体乏力、大便偏软、爱出汗等都可能是脾虚的问题，所以说，“脾虚”是一个症候群，脑力劳动者是“脾虚”的高发人群。

上面说了思虑过度会引起脾虚，这是一个方面。第二方面，饮食不节，饥饱失调，打乱了消化的节奏，也容易引起“脾虚”。比如白领，工作紧张，吃饭又没有钟点，就容易引起“脾虚”了。同时，由于劳累损伤、过度劳累也会导致“脾虚”。我认识一个白领儿，家里装修，他平时很少干体力活，本身也不是特别强壮的人，装修房子加上工作非常的劳累，房子装修完了，他却表现出一派的“脾虚”症状，非常典型。

第四方面，久病也可以导致“脾虚”。比如说慢性病或者长期消耗的疾病，使体质明显下降了，也会导致“脾虚”。

二、怎样扭转、减轻“脾虚”？

“脾虚”在现代社会还是很常见的，既然容易出现，可以掌握一些小偏方、窍门，帮助抑制其发展。到药店和超市都可以买到，比如说茯苓、白术、山药熬粥，这就是治疗脾虚的方子。还有喜欢药膳的，可以买点黄芪，15 克左右就够了，在炖鸡肉的时候加上，味道不错。比如说你有点水肿，是属于脾虚运化不利的，这个时候黄芪炖鲤鱼，对于脾虚伴有水肿很合适。

对于长期脾虚的人，可以自己做做穴位按摩，形成习惯之后脾虚的状态会慢慢改善。脚上的穴位有“太白”、“公孙”，再往上面一点，小腿内侧的“三阴交”，小腿外侧上面有“足三里”，每天按两次，每次 20 分钟，具有保健强身、健脾作用。

如果脾虚比较重，可以开一些中药调理脾胃。如果周身没力气、不想说话、大便偏软，上午还有精神，下午就没精神了，或者说搬点东西就疲乏了，吃些什么呢？有一个“四君子丸”，药店就有，还有“香砂六君子丸”，都可以。

即使是脾虚，也不是说一个方子就全包治了，因为脾虚往往还和其他症状间杂着。举个例子，脾气不足，但是大便稀汤比较明显，甚至每天拉几次。这个时候可以用“参苓白术丸”。如果是睡眠不好，可以用“人参归脾丸”，既可以解决脾虚的问题，同时还有益气养血安神，有气血双补的作用。

如果说爱出汗，有“玉屏风”颗粒，也是个中成药，对于容易感冒的人非常好，可以增强他们的抵抗力。中医讲，肺主皮毛，可以卫外，常感冒是因为肺气虚，卫外功能不足，而肺气虚归根结底还是脾虚造成的，“玉屏风散”的组成很简单，黄芪、白术、防风，前两个药都是肺脾双补的药。

除此以外，脾虚病人发展严重的话就会比一般人怕冷，四肢、手脚冰凉，这种情况在白领中，特别是女性很常见。这说明脾气不足影响到脾阳了，是整体的动力不足。这时候可以用比较热的“附子理中丸”，既可以健脾，还可以温阳，但要注意，吃这种药的时候舌头不能很红，舌苔不能很厚，否则就有热象，吃了会上火。

如果是小孩脾虚，而且老是腹泻，还有一个“启脾丸”，健脾而且可以消食积，治疗小孩腹泻，包括大人的腹泻，也可以吃。

现代人压力都比较大，情绪容易不舒畅，久而久之就出现中医讲的“肝

郁”,可以和脾虚同时存在,这时候可以用“加味逍遥丸”来疏肝,防止肝郁久了进一步克脾,使脾更虚。

“归脾丸”里除了人参之类的健脾药之外还有龙眼肉、酸枣仁、远志,那种平时有气无力,面无血色,到了晚上还睡不好的人最适合吃这种药,通过补脾来安神。“健脾丸”主要针对本来就吃得很少,而且吃进去的东西很难消化,药里有助消化的山楂、神曲,也是治脾虚,但这种脾虚主要集中在消化系统。

感冒药里也有两个名字类似的,“感冒清热冲剂”和“感冒退热冲剂”。

“清热”治的是因为着凉引起的感冒头疼发烧,人怕冷得厉害。

“退热”主要是在急性扁桃体炎、流行性感冒、急性咽喉炎、流行性腮腺炎时候用,治的是风热感冒,这种感冒一般是恶寒轻,嗽子痛。

还有“连翘败毒丸”和“连翘解毒丸”:“败毒丸”主要针对的是脸上痤疮,皮肤湿疹,而且红、肿明显的时候比较适用。“解毒丸”更晗当地说是感冒药,发热、嗓子疼、嗓子红肿,属于风热感冒的适于用。

> 佟彤说:有两个与“脾”有关的常用中成药,名字也非常近似:“人参归脾丸”和“人参健脾丸”。但治起病来两个药有很大差异,通俗地说,“归脾丸”治的是失眠,“健脾丸”治的是消化不良。

三、补脾需要有什么具体指标么?

想进补了,首先要看看自己的体质,自己目前的状态该不该进补?比如说,既有脾气不足,但嘴发干,这种情况挺多见的,特别是在比较干燥的季节。如果用党参,补的力量就比黄芪重一些,会上火,如果是上述情况,用西洋参比较好一些,西洋参既补气又补阴,不容易上火。

吃西洋参的方法也比较多,切成片的可以用热水像泡茶一样泡开,既喝到了水,还可以把泡过的西洋参片咀嚼一下,充分吸收有效成分。西洋参的粉剂也可以,可以根据自己的情况调整剂量。

有些病人是不能吃补药的。比如说舌头是红的，舌苔特别厚，大便比较干，或者吃的稍微多一点，比如说吃肉，就感觉不消化，肚子胀，紧接着就会出口腔溃疡，就敢喝点稀粥，这些就不能吃补药了，舌头红说明胃里有热，这个时候吃补药就是“火上浇油”。如果确实存在虚的本质，也要看一下医生，开一些清泻胃火的药物，比如“牛黄解毒丸”、“黄连上清”之类的，先把胃火清了，然后再考虑进补。

四、舌头上为什么有很深的牙齿印？

舌头上表现脾虚的有几个情况，首先舌头的质地是淡的，再重一点的话舌边会出现齿痕，就是牙齿印儿，舌体显得很胖，舌苔是水滑的感觉，都是典型的脾虚表现。

如果舌苔比较厚，又有点水滑的情况，不是很干，不是很黄腻，这种情况有可能脾虚，但这种脾虚不是单纯的脾虚了，是脾虚的功能失常以后，运化功能就不正常影响代谢了，会产生湿浊，这种隋况是“脾虚夹湿”，这个时候治疗既要健脾，还要化湿，相对复杂一点。

佟彤说：用红小豆和薏米一起，像家里熬豆粥一样熬粥，每天喝，能够帮助身体排湿，减轻轻微的水肿，是利湿很常用的中医食疗方子。这种粥的升糖指数很低，因为粗纤维多，不会像喝了白米粥那样引起发胖和血糖升高。但要想根本去湿还是要通过药物治疗，任何一种食疗都没那么高的疗效。

五、胃口很好但不敢吃，吃了就不消化，还是脾虚么？

想吃饭但是不敢吃。这种情况中医一般认为是“胃强脾弱”，想吃是“胃强”的表现，吃了消化不了就是“脾虚”的问题了。

这种人的舌头如果很光，没有舌苔，那就是典型的胃阴虚了，胃阴虚会

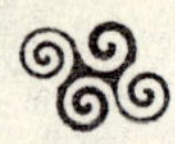

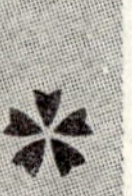

导致胃热，这个时候可以用沙参、芦根、麦冬，滋补胃阴，胃阴充足了，热也就退掉了。

如果是吃的稍微硬点，或者油腻的，就胃不舒服，自己都能觉得是消化不了。这是典型的脾气不足。如果说昨天晚上吃的，早上还在胃里停滞着，这个时候可以用中药来救急一下了，比如“香砂枳术丸”，药店就能买到，能健脾还能消食，“保和丸”也可以，都有消食去滞的效果。

中医讲补脾要运脾，单纯补脾，一个劲地吃补药会欲速不达，因为虚弱的脾也吸收不了过多的补药，这个时候要加一些能够调理气息的药物，“枳术丸”就是这样，其中的枳壳是中药的胃动力药，有理气的作用；白术能健脾，这种配伍补起来会更适合。还有“香砂六君子丸”，也是补脾兼消滞的，脾虚的人可以长期吃吃。

六、大便很稀但又喜欢吃冷的东西，到底属寒属热？

如果是中老年人，建议他先到医院查一查，可以做钡灌肠或者结肠镜，看看肠道里有没有长东西，要排除这个问题。如果没有，这种隋况可以判断是脾虚，还有因为脾虚不足导致的水湿运化失调，湿阻而化热，有了热才喜欢吃凉东西。治疗应该健脾、祛湿、清热三者兼顾，可以吃些茯苓、白术、山药，这些是健脾利湿的，加一些清热药，比如连翘，既可以清热又不伤脾胃，但他这种情况要用轻柔一些的清热药。

佟彤说：我姨就是典型的“胃阴虚”，舌头上从来没有舌苔，中医看病时总和她说，什么时候你舌头长出点舌苔了，你的消化功能就提高了。舌苔厚了是病态，没有舌苔也是病态。她做过胆囊切除，各种消化液一直分泌不足，油的、死面儿的、稍微硬点的都消化不了，总觉得堵胃里。后来吃了“复方消化酶”，也是中医给开的，效果非常好。

纯自然的中药也有副作用?

名医张纾难

卫生部中日友好医院中医呼吸科主任医师,医学博士,北京中医药大学教授,硕士生导师。世界中医药学会联合会呼吸病专业委员会常务理事兼秘书长;中华中医药学会急诊分会常务委员兼副秘书长;中国医师协会养生专业委员会委员。

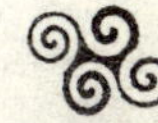

||你知道么?

1.“至宝锭”服用时可以沉淀掉朱砂,避免汞中毒。

2.人参用错了地可-以导致“人参滥用综合征”。

佟彤笔记

2000年的时候,同样是卫生部中日友好医院的谌贻璞教授给我打电话,让我快去他的病房看看,他收治了几个吃“龙胆泻肝丸”而肾功能衰竭的病人,只能靠透析延长生命。我第二天就去了医院,看到了一个病人肾脏的CT片,硬化缩小成了一个小球。一问才知道,之前,她居然吃了半年的“龙胆泻肝丸”。谌教授很遗憾地说,那样的肾脏已经不可能恢复功能了。

从那时起,“龙胆泻肝丸”就被归了另册,但没有一个搞中医的人不为这个经典老药喊冤的。

其实,龙胆泻肝丸有着不凡的出身,它始出于宋代翰林医官院组织编著的《太平惠民和剂局方》,那是我国历史上第一部由政府编制的成药药典,这个药能沿用到今天,肯定是因为没出过大乱子,直到现在,治疗属于“肝火上炎”的带状泡疹、急性结膜炎,神经性耳聋,仍有无法替代的作用。

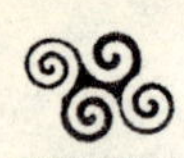

其实,吃中药吃出肾衰实在不是中药的错,就像没做"皮试"而打"青霉素"致死,那一定是遇到了庸医……中医的历代典籍中都详细记载了使用中药"中病即止",通俗地说就是见好就收,其中就包括"龙胆泻肝"这种泻火药。怎样正确使用中药,张医生有很多经验之谈。

一、中药也有不良反应?

"世界卫生组织"有个非常明确的概念,所谓药物的不良反应指的是:为了预防疾病、诊断疾病、治疗疾病,或者改变身体的生理功能用的药物,在正常的用药情况下,出现了对人体不利的后果。

注意一点,前提是在"正常的使用情况下",而不是药物用错了。翻开中医古往今来的典籍,大量记载很多成功案例的同时,几乎贯穿着关于中药种种不良反应的记载,也记载了如何规避、如何应对这些不良反应。所以,可以肯定地回答,中药是有不良反应的。

国际药物协会还有一个通行规则:任何药物在没有报道不良反应发生之前,不能说它没有不良反应发生的可能。就是说,任何药物都有可能产生不良反应,这就是"非零原则"。中医也早就有"是药三分毒"的说法,也相当于"非零原则"。所以说无论中药还是西药都有发生不良反应的可能。

之所以在一部分患者印象里感觉中药是安全的,这实际上是由很多因素造成的误区。

首先,老百姓自己很少有机会去了解、接触专业的中医药知识。关于中药的很多知识来自于道听途说,来自于所谓的经验。比如电视里的中药广告,经常是讲完了药性、功能之后,特意重申是"纯中药制剂",这就属于强烈的暗示。对于不了解中药的老百姓来讲,它的潜台词就是"无不良副作用"。

另外,确实有一部分中药既可以当食品,又可以当药品,也就是我们所说的"药食同源"。比如说在饭桌上,山药、薏米、百合、山楂、枸杞子等,既是药,又是食品,现在还有鱼腥草、桔梗,都可以做为凉拌菜的材料。种种这些情况也极易给人中药很安全,没有副作用的印象。

另外还有一个原因,比较客观地来讲,比起西药或者化学合成的药品来说，中药相对来说不良反应发生率确实比较低。现在比较权威的数据是1:4。它的意思就是，从现有统计出的报道发现，每发生一例由中药引起的不良反应事件，同时就会伴随四例由化学合成产生不良反应的事件，所以只能是相对来说中药还是安全的。

二、中药会毒害哪些器官？

中药和化学合成药品，同样遵循着“非零原则”，产生的不良反应发生的类型跟西药也几乎是一样的。也就是说，西药所发生的不良反应类型和事件，中药几乎也都是存在的，只不过有一个发生概率和严重程度的差别问题。已经有很多资料报道出来了，中药的毒性反应几乎涉及到多个脏器、多个系统，有的是纯中药，有的是很多药物配起来的。

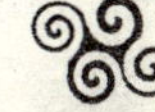

不久以前我碰到的一个病人，30多岁，女性，因为急性黄疸、急性肝坏死送到了医院，非常严重，经过抢救才恢复。救回来之后才知道她是子宫肌瘤，一个老中医给她开了一种叫“消瘤丸”的中药，吃了两三个月，而且她妹妹也在吃。把她妹妹的药拿来送到检验所检验发现，里面有一味药叫“黄药子”，这个药治子宫肌瘤确实是有用的，但是长期服用会造成肝坏死。

还有治疗顽固性头疼。这也是我亲身经历的一个病人。医生治疗头疼时会用到细辛，中医古训里有“细辛不过钱”的说法，因为细辛有毒。医生也嘱咐她只吃三副药。她还是出现了恶心、呕吐、头胀痛的症状，仔细一问，原来每次头疼发作时就吃这个药，这次连吃12副，恶心呕吐之类的症状实际上就是中枢神经系统的毒性反应了，这个病人来得还算及时，否则就有危险了。

很多病人觉得，这次我得这个病，吃这个方有效了，下一次还用这个，或者推荐给其他病人用。其实中医治病不是这样，不一样的季节、不同年份、不同地点、不一样的人，即使是同一种病用药也完全不一样。

泌尿系统疾病毒性反应也很常见，经常病人在吃某种药一段时间后，出现腰酸疼，尿里有蛋白，有血尿。追问时就会发现，有的是正在吃，有的是若干年前吃过一些中药，而且都是长期吃。

中国老百姓有一句经验之谈:“有病无病至宝锭。”这句话害人不浅,“至宝锭”、“大活络丹”等很多传统中成药都含有朱砂,朱砂长期服用会引起汞的中毒。很多家长认为小孩容易上火,就定期吃一点“至宝锭”。现在这类中药也都是非处方药,但如果长期吃,就有可能对身体造成损害,肾脏的皮质会变薄,肾小管发生会急性坏死,以至最后引起急性肾能衰竭。

“至宝锭”服用窍门

把“至宝锭”放水里,捻碎,放水,然后沉淀,只给孩子喝上面的汤,沉淀在下面的东西就是朱砂,不要吃。这种办法虽然说疗效多多少少会受点影响,但可以避免汞中毒。

三、怎样避免不良反应的发生?

其实,“龙胆泻肝丸”是传统中药,有100年的历史,它主要用在因为肝胆湿热所致的头晕目赤,耳鸣耳聋,耳肿疼痛,胁痛口苦。是比较常用的去火药,里面含有的马兜铃酸是不良反应的罪魁。但这个药目前仍然能用,但要在医生指导下用。这个要求其实对西药也是一样的,比如说氯霉素,并没有因为它有可能引起肾功能损害就禁止使用,只是限制使用。

在中药的不良反应事件中,绝大多数都是医生或者病人自己没有正确使用药物,比如超量、超长时间的服用。有的根本不是中医生开的药,是患者自己拿的主意,脑子里老是根深蒂固地认为中药是安全的。

想要减少不良反应的发生,第一,中药一定要在中医理论指导下使用。中医理论现在的普及程度远远地、严重地滞后于中药的使用。这不仅是老百姓,甚至很多医生也一样。就像按京剧的唱、念、坐、打去跳芭蕾肯定是不可能的,中药使用必须有中医理论来指导。同样一个病经过中医辨证,张三和李四用的药就可能不一样。中医开药,是锁和钥匙的关系,一把钥匙只能开一把锁。

第二个原则是服用中药要“中病即止”,“衰其大半而止”。什么意思呢?比如说“上火”吃去火药,火去了之后马上停药。在临床上经常遇到有的病人觉得吃了这个药还不错,就不再来看病了,自作主张继续吃“巩固巩固”。这是很忌讳的,“中病即止”是一个原则,有效了就停止。因为毕竟是药物,对人体多多少少还是会有影响的。

第三个,还拿“上火”举例,并不是所有“上火”的人都可以吃一种去火药,上火也分“实火”、“虚火”,分“肝火”、“肺火”,分辨它们的区别需要很强的专业知识,并不是简单按照药品说明书就能操作的。

具体地说,中医五脏包括心、肝、脾、肺、肾,中医五脏的概念与西医不同,中医的五脏是功能组合,可能包括西医的很多器官系统。中医的心可能包括西医的神经系统、泌尿系统等。

“心火旺”的时候经常会表现为口舌,特别是舌尖比较红,有的时候长芒刺、口疮。

有“肺火”的时候,主要表现为咳嗽,还可能出现皮肤问题,所以有些年轻人的痤疮的治疗,可以通过清肺火的办法。

“肝火旺”的时候人会急躁,脾气大,女性月经前会有乳房胀痛的感觉。

有“胃火”的人一般会口臭,大便干,长口疮,喜欢喝冷的东西。

佟彤说:2003 年 2 月 28 日国家药品监管局印发的了“关于加强对龙胆泻肝丸监督管理的通知”,要求自 2003 年 3 月 1 日起,对含关木通的“龙胆泻肝丸”严格按处方药管理,在零售药店购买必须凭医师处方,患者应在医师指导下严格按适应症服用。虽然经过置换的“龙胆泻肝丸”已经不含马兜铃酸,没有存在肾毒性的副作用,但是出于对消费者安全用药的考虑,新标准的“龙胆泻肝丸”仍被列为处方药。

四、补益药是不是可以长期吃?

大家总觉得补药是有益身体的,可以长期服用,其实未必尽然。首先吃补药前先要判断你的身体是不是不正常?是不是需要补?

比如大家同样在一个环境中,只有你比别人怕冷,这就不正常了,可以补,但要有针对性。如果你跟大家差不多,只是想养生、想长寿,那我就不建

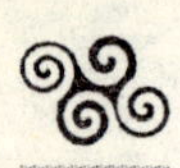

议你吃补药,不如把这个钱花在运动上。

如果确实属于虚弱体质,补的时候要找专业医生帮你辨别体质,也就是辨别补的方向;

如果是声音低,动不动就喘,舌头上可以看到齿痕,属于气虚,可以吃点人参;

如果是面色苍白,皮肤没有光泽,舌头颜色非常淡,指甲非常淡,属于血虚,可以服用阿胶、大枣等;

如果是爱发热,手心、脚心、还有心窝的地方烦热,睡眠不好,这种情况属于阴虚,可以吃六味地黄丸;

如果是怕冷,夜尿多,尿比较清、比较长,这是种典型的阳虚,可以服用金匮。肾气丸。

很多中药的副作用,其实是错误使用中药的结果,为了避免这个问题,吃中药前首先是辨证论治,否则自然是药不对症,使机体阴阳偏盛、偏衰的病理状态更趋加重。

例如,人参是补气药,适用于气虚症候,若用于阴虚阳亢,内有虚热的人,吃了人参就会出现头晕、心悸、失眠、鼻衄、口舌生疮、咽喉疼痛、便干、食欲减退等所谓“人参滥用综合征”。

国外有人曾对133例长期服用人参的慢性虚弱者进行分析,这些人平均每天每人服人参3克,连续一个月,结果全部出现了中枢神经兴奋和刺激症状,其他尚有26人咽刺激、9人性欲亢进、6人抑郁、14人浮肿、7人食欲降低、5人血压下降、4人闭经。上述症状表现为皮质类固醇中毒,国内也有类似的报道说因服人参而致目盲、不能视物一例。

在上世纪70年代,日本的一个制药公司将((伤寒论))中的名方“小柴胡汤”制成了颗粒剂,并以临床试验结果证明该药“非常安全”,小柴胡汤因此十分畅销。日本人不仅用它治肝炎,还用它来治疗感冒、肺炎、肠胃炎等常见病。但是,他们只知使用中药,却忽略了中医必须先辨症后用药,结果带来了严重的后果,引起了滥用小柴胡汤导致间质性肺炎等致死性不良反应。

那件事情出了之后,日本也认识到,必须遵循中医理论来应用中药,脱离中医理论，或者错误地运用了就会导致不良反应，但并非中药的错，而是行医者的错。

中药注射剂中的比如柴胡、清开灵、双黄连、鱼腥草等清热解毒剂，临床对外感热症、毒热内炽等类病症疗效很好，但如果寒症时用它，往往事与愿违，人们因为不知情就一股脑地推到中药的副作用上了，其实不是药的问题，而是使用者的问题。

需要说明的是，有人吃中药几天后发现没什么反应，就开始着急了，开始怀疑药物的作用，这是不对的。中药补养是个“润物细无声”的过程，吃了补药如果有强烈反应，反倒是不正常了。应该是在不知不觉中，体质得到修复，某些偏颇的特性得到了纠正。

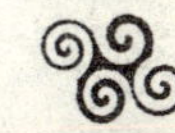

五、汤药和丸药哪个更管用?

剂型是中药的特色之一，分为汤药、成药，成药里还有丸、散、膏、丹。药物的剂型和疗效有直接关系。不同的剂型有不同的生物利用度，生物利用度高的，药效发挥得就好。

一般来讲，生物利用度最高的是通过静脉输液，其次是肌肉注射，再次是吸人，再其次才是舌下、肛门给药，然后才是口服，比口服还差的就是通过皮肤的外用。

中药里大多是口服，效果最好的是汤剂，其次是散剂，再其次是胶囊，再往下是丸药，最次的是包衣片。

选择剂型要考虑疗效，也要考虑其他一些因素，比如体质的因素。如果病人比较虚弱，是虚症，有气无力的，一般建议用丸药、胶囊。实、急症的病人，比如说嗓门很高、脾气很大，用老百姓讲就是很壮实，就用汤药。

还要根据病情，如果是很单纯的一个病，就是症状很典型，丸药就可以了。丸药属于成药，成药相当于标准身高，要求症状很典型，如果症状很复杂，而且病情很急很重，一般我们建议“量体裁衣”地选择汤药。

我有个同事神经性头疼，一直吃新加坡产的一种中药，是棕色的片剂，而且一吃就不疼，这种效果让有经验的中医很奇怪，如果是中药，只要治对了症,效果是逐渐起来的,虽然慢,但症状应该减轻,不可能吃了就不疼,不吃立刻照疼,这药的神效让人怀疑。果不其然,这个药后来被发现是添加了西药止疼药的假中药!

所以,要避免中药的不良反应,还要搞清吃的中药是不是纯粹的中药。按照目前发现的案例,止疼药、激素是最容易被添加在中药中冒充纯中药的。

佟彤说:中药向来比西药起效慢,因为中药是通过调动人体自身的能力和疾病斗争,而西药更多的是直接针对疾病,比如消炎,抗癌。中药相当于"授人渔",是教人捕鱼的方法,西药是"给人鱼",直接把捕到的鱼给人,所以就有速度的差异。

臭氧机真能消毒食品?

名医张玉梅

营养与食品卫生学博士,基础医学博士后。现任北京大学公共卫生学院营养与食品卫生学系副教授,硕士研究生导师。主持两项国家自然科学基金课题,作为第一参加人参加三项国家自然科学基金课题,参加国家十一五科技支撑计划等多项科研工作。主讲"高级食品卫生学"、"营养与食品卫生学"、"营养与疾病"等课程。

你知道么?

1. 生长迅速的鸡、猪等家畜,关键是饲料质量提高,不是激素问题。
2. 臭氧消毒会产生我们最害怕的东西——"自由基"。
3. 吃起来很酸的柠檬、西红柿其实是碱性食物。

佟彤笔记

一年多前，我妈妈买了台“臭氧机”，是人家上门推销的，推销的人把菜和水果一泡进去很快就变得颜色鲜艳，光这一点就让我妈动了心。回家用它泡肉，泡过的肉上居然浮出了一层膜儿，我妈妈于是认定，那层膜是被消下来的毒素……这种显而易见的“消毒”效果让这种新技术在我周围的邻居中口口相传，直到我们的直播请来了张教授，她告诉我们，那层膜原来是大家最害怕的东西——“自由基”。

在我上医学院的时候，和临床医学相比，营养之类的课程一直不是学生眼中的重点，治病显得比吃饭重要。现在，食品和营养课总会挤进外边跑来“蹭”课的人，高的生活质量也要求高的食品质量，而很多传统意识中正确的方法或者在民间不胫而走的生活方式，居然是能给生命带来危害的大谬。张医生会告诉你很多你不知道的食品安全误区。

一、什么样的菜、果卜容易残留农药？

农药残留一般发生在叶类比较多的蔬菜根茎类蔬菜，土豆、芦笋等农药残留就比较低。

水果中，比如苹果、柑橘，成熟的时候基本是晚秋季节，那个季节病虫害的发生率比较低，农药的使用率比较低，农药的残留没有蔬菜严重。

植物的病虫害主要跟植株有关系，扁豆、苦瓜这样爬豌儿植物容易受到病虫害的侵犯，肯定要用到农药，也会有一定的残留。圆白菜一般是先形成外壳，再长里面的心儿，外壳的部位农药残留最严重，里面的内心相对比较轻。

二、臭氧消毒弊大于利

蔬菜水果的洗涤方法有很多种。第一种是氧化剂法，过去用高锰酸钾，现在特别流行用臭氧，还有用“双氧水”，都归结为“氧化消毒法”。民间的有盐泡和淘米水泡洗。

首先说，氧化时使用的高锰酸钾，是一种强氧化剂，锰在体内的需要量非常低，如果大量使用对身体有损伤。所以，高锰酸钾洗涤不建议使用，因为是在引进一种毒性的氧化成分。

至于臭氧消毒方法，前一阵很流行，我们可以做个实验，把猪肉放在臭氧里面，猪肉表面就会出现泡沫，猪肉表面也从鲜红色变成淡淡的粉红色。有人于是说，这就是给猪肉消毒了。

解释一下这个现象：臭氧是三个氧原子，氧气是两个氧原子组成，从三个氧原子变成两个氧原子，就要释放一个活性氧，释放氧的过程肯定要产生气泡，在水中有一定的溶解度，超过溶解度就会产生气泡，肉周围呈现的气泡是非常自然的。

其实，不管植物细胞还是动物细胞，都有细胞壁，动物细胞还有细胞膜。细胞膜的构成是类脂双分予层，类脂双分子层有多不饱和脂肪酸，氧专门破坏多不饱和脂肪酸，于是就产生了我们最害怕的东西——“自由基”。

使用臭氧消毒，从表面上看，似乎是在氧化农药的毒性，实际上给食物上添加了氧的“自由基”。与此同时，有一些农药在氧化条件下毒性是增强的，所以，这种臭氧氧化的方法也是不建议的。

如果一定要用臭氧机发挥作用，可以把家里的盘子和碗装在里面消消毒。蔬菜、水果不建议用它洗，比如葡萄。现在研究发现，葡萄皮的抗氧化活性比维生素 E 强 50 倍，比茶叶强 30 倍，所以吃葡萄最好不吐葡萄皮，吃苹果最好不削苹果皮，但是要用适合的洗涤方法，以保留它的营养成分。

三、黄豆能做安全的洗涤剂?

很多家庭喜欢使用还有淘米水或者盐来洗。在讲淘米水和盐之前，先要介绍一下农药的成分。

目前的农药，85%’~90%是有机磷类农药，它的特点：第一，脂溶性，溶于油，所以就是用水泡很长时间，也未必泡掉；第二，现在的农药有缺陷，有机磷农药在碱性条件下就会活性丧失，就没有毒性了。但是有一个特例，像“敌百虫”在碱性条件下可以变成毒性更强的“敌敌畏”，这种农药大部分是用在玉米根类生虫时，不适于用淘米水，因为淘米水也是碱性的。

叶类蔬菜和一般的蔬菜，可以使用少量碱水洗涤。家里用的一种是“苏打”一种是“小苏打”，后者就是俗话中的“面起子”，一种是碳酸钠，一种是碳酸氢钠，都没有毒性。

随便说一句，传统的发面方式还是对营养有所破坏的，谷类食物中的维生素 B1 和 Bz，在碱性条件下会丧失活性，而用酵母发酵，却可以提高维生素 B－和 Bz 的含量。“苏打”之类的可以从发面改为洗涤。

水稻在秋天收获下来直接干燥成新米，相对来说霉菌毒素和农药的污染都比较低。但是还有一部分需要保存起来，为了避免生虫，储藏过程中周围会放上农药，农药污染会一定程度带到米里，淘米水就有可能有农药残留，用它洗菜就可能是用一种农药残留代替另一种农药残留的问题，不可取。

还有人喜欢用盐水，但有机磷农药是脂溶性，盐也没有本事增加有机磷的溶液度。

我参与北京市卫生局《社区医生慢性病膳食指导指南》手册编写，介绍了一种用黄豆做的家庭自制洗涤剂的办法。

每周或者每两周把黄豆半斤放到水里煮熟，用笊篱捞出来，放到塑料盒冷藏。煮豆水放凉以后可以装到塑料瓶放冰箱，夏天放一周，冬天可以放两周，不要时间太长，否则会变质。

洗菜的时候准备多半盆水，把大豆煮的水放 10～20 毫升，泡 10 分钟就可以了。

黄豆里含有自然的洗涤剂，叫“大豆皂甙”，皂苷像肥皂一样，可以产生强烈持久的泡沫，有很强的去污作用。用它又不用担心残留问题。

四、吃大豆真能保持年轻？

我自己是做大豆异黄酮活性研究的。大豆异黄酮对于女性的健康特别有利，对整体人群的健康也很有利。中华民族五千年的文明史，大豆的食用史就是五千年。现在的流行病学调查发现，中国女性、日本女性乳腺癌、子宫癌发病率低，男性的前列腺发病率低，整体人群的结肠癌、直肠癌、胃癌发病率低，这些都要感谢大豆。

亚洲的女性，比如日本和中国女性绝经期相比西方人来得晚，就跟吃豆制品特别有关系。我们在北京做了育龄女性豆制品摄取情况，我们调查了100个女性，遗憾的是，经常吃豆制品的女性只有30%多，因为肉制品太多了。大豆异黄酮又被叫做"植物雌激素"，对于改善女性的绝经期相关症状、预防心脑血管疾病很好。

佟彤说：用肥皂或者洗涤液、洗衣粉洗涤时，肥皂分子中"憎水"的烃基部分溶解进入油污内，"亲水"的羧基部分则伸在油污外面的水中，油污被肥皂分子包围，通过机械搓揉和水的冲刷，污物就被洗掉了，所以，肥皂之类的洗涤是为了"去污"而不是"消毒"，从这个意义上看，黄豆泡的水效果和肥皂一样。

五、哪些食物是被激素催熟的？

大家很关心肉里的激素，其实这在食品安全上并不是特别大的问题。因为我国从1997年开始，已经严禁在饲料里添加激素。2003年，深圳做的研究用了非常精密的方法，通过对深圳市统一屠宰的猪、牛、羊，包括鸡，检测了10种激素，结果都没有检测出来。所以说，只要是正规养殖的家畜，还是相对安全的。大家可能会问，那我们现在的肉鸡为什么生长速度这样快？那主要是饲料的改善。

以前的鸡都是散养的，饲料都是玉米面之类的。现在鸡的饲料提高了蛋白质的含量，蛋白质的质量也非常好，这就使得饲料的转化率增加，鸡可以在短时间内生长速度特别快，再加上特别的品种。现在肉鸡最快的养殖速度要40天，一般是60～90天，传说18天、20多天就可以成熟的鸡，那是不可能的。

水果蔬菜的催熟剂大部分都采用植物的催熟剂，拿西红柿为例，催熟剂原来采用比较多的是乙烯，西红柿催熟以后自然散发，毒性很低。

现在有一些化学合成的催熟剂有一定的毒性，所以，购买西红柿一定要注意，如果这个西红柿靠近柿的底部也是鲜红的，最好不要买，按理说西红柿靠太阳的部分是红色的，靠柿蒂的部分应该是绿色的。

天然成熟的话，上面会看到明显的青，而且心儿是红的。要是催熟的话，表皮是红的，里面还是绿的。西红柿属于茄核植物，没完全成熟的时候，西红柿里面的一些成分是有毒性的。

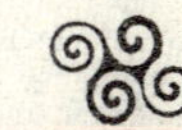

六、人工色素都是有毒的么？

食品中的色素主要有两种：一种是天然色素，一种是合成色素。天然色素有从高梁中提出来的高梁红，辣椒中提取的辣椒红，做咖喱粉的姜黄。有一些天然色素并不来自于食物，比如说一种黄色素来自于一种叫做“万寿菊”的植物。

天然色素和合成色素比，一般天然色素毒性比较低，这是最大的优点，但不要以为所有的天然色素都没有毒性，有一种藤黄色素毒性很强。

除了毒性低之外，天然色素着色率弱，色泽不鲜艳，价格昂贵。合成色素着色率强。

合成色素的发展经历过一个过程，比如说“苏丹红”，以前曾经用于食品，随着发展，证明其毒性以后，就从食品添加剂里面剔除掉了。现在大厂家生产的饮料，添加的添加剂都是合格的，毒性相对低。但毕竟是色素，毕竟是合成的，而且大部分含有苯环在里面，还有偶氮类化合物，尽量少喝。

七、什么样的水最安全？

我在家里是自来水烧开饮用。桶装水首先要解决卫生问题。以前有学

生做过这样的研究，发现蟑螂最爱去的是灰暗的、温暖的地方，桶装水的管道正是蟑螂容易来回来去爬的地方。一般的家庭买了纯净水器以后从来没有清洗过管道，这个管道的卫生问题是桶装水存在的最大的问题。

桶装水还有多次加热、反复加热的问题，而自来水烧开的时间通常比较短，不存在长期加热。现在城市的自来水硬度不同；硬度越硬，矿物质的含量越高，包括钙离子、镁离子，这样的离子我们的身体也缺乏，而我们喝的纯净水里面什么离子也没有。

自来水比桶装水好，最好的当然是天然矿泉水，但价钱肯定高。

八、吃起来很酸的柠檬也是碱性食物?

酸碱性并不是尝食物酸就是酸性的，反之就是碱性的，而是以这类食物进入体内代谢产生的物质是酸性还是碱性来划定。

肉进入体内产生氨基酸，最后产生尿酸、尿素，所以属于酸性食物。面粉是碳水化合物食物，进人体内最后代谢的终产物是二氧化碳和水，合成一起叫做碳酸，也是酸性。

我们吃的油和肉类的脂肪，进入体内先是变成脂肪酸，最后的终产物也是二氧化碳和水，也是酸性的。肉、油、鸡蛋、比较精的粮食都是酸的。一般的蔬菜、水果都属于碱性食品。

佟彤说：肉吃多了肯定就会有酸性体质的问题，肥胖人容易得痛风，也是尿酸高导致的，这些都适合多吃碱性食物，比碱性食物更方便、更直接的还有“苏打水”，在痛风初期多喝“苏打水”，可以碱化尿液，使尿酸便于排出，减少痛风发作的可能，同时也能一定程度地改善酸性体质。“苏打水”在大一点的超市就有卖，有种上海出的，“水泡”牌的，和一般的“雪碧”一个价钱，又没有糖，不会发胖，味道也不错，即使是糖尿病人也可以喝。

有人会问，为什么吃的柠檬、西红柿那么酸最后却是碱性的？这是因为我们吃的酸味是水果含有的一些有机酸，比如说柠檬酸、苹果酸等等，而同时还含有非常丰富的钾离子，钾的金属性很强，我们以前学过"强碱弱酸盐"，强碱和弱酸结合在一起形成的化合物自然是碱性的，尽管吃着酸，并不一定真是酸性的。

脱脂的牛奶肯定是碱性的。牛奶里有一个金属离子含量最高，是钙离子，一百毫升的牛奶含有一百毫克的钙离子。金属离子和可以产生酸性物质的基本平衡，或者碱性稍强一点儿，所以牛奶或者脱脂牛奶还是属于碱性或者偏中性的食品。而酪蛋白、奶油就属于酸性食品了。

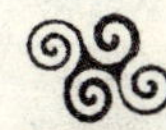

我们人体是中性稍稍偏碱性，供给一定的碱性食品是合适人体正常生理的。

很多人为了保证碱性体质，开始吃素。吃素并不是不可以，但吃素的同时一定要保证一定量的大豆，因为大豆里有优质蛋白，每天要吃大约 50 克的豆制品，相当于半块豆腐，才能保证身体所需。

九、乳腺癌的发生和喝牛奶有关系？

所谓的"营养专家"说牛奶是酸性物质，"越喝牛奶体质会变得越来越酸，最终会致癌"。又有人说"牛奶是牛喝的"。按照那样的理论牛奶是牛喝的，羊奶是羊喝的，难道人终生就应该喝母乳吗？这些理论非常滑稽，没有科学依据。

欧洲确实做过这样的试验，把女性人群分两群，一群喝全脂牛奶，一群喝脱脂牛奶，喝全脂牛奶的比脱脂牛奶的人群乳腺癌的发病率高，但这是欧洲做的实验，放到中国就不合适了。

在北欧，每天每人的牛奶平均摄人量达到 4000 ~ 6000 毫升，中国人根本达不到。中国人不是做什么汤都搁牛奶，也没有吃奶酪、奶油的习惯，所以牛奶的总摄人量是远远不够的。

2002 年发现，我国居民来自牛奶的钙不到全体钙的 0.01%，现在中国营养学会建议每天牛奶的钙的摄人量是 800 毫克，而 2002 年的调查建议量

只有397毫克。所以中国人应该继续坚持喝牛奶。

当然对于某些人,肉、奶制品吃得特别多,如果喝牛奶的话,建议选择脱脂牛奶。

佟彤说:市场上卖的全脂奶脂肪含量通常为3.0%左右,低脂奶为1.0%至1.5%,而脱脂奶只有0.5%。人们喜欢的牛奶香味就是存在于脂肪中的,所以脱脂的奶喝起来会觉得没味儿,与此同时,奶中的维生素A、D、E、K都存在于脂肪中。我国居民普遍缺乏维生素A,而强化AD的全脂奶是维生素A最廉价、最方便的来源之一。如果喝脱脂奶,则会减少这些维生素的供应,需要从其他食物中加以补充。

十、每天都吃点维生素好吗?

如果一日三餐很难特别规律化,可以补充复合的维生素。吃了补充剂以后有些人会觉得精神头来了,疲劳感低了,但长期照样出现疲劳感,因为人体跟这个维生素水平适应了以后还是会产生疲劳感。原来的维生素水平比较低很合适,人体跟这个水平共生共存了。一日三餐马马虎虎,吃了很多维生素,只是把维生素的水平提高了。维生素或者矿物质、膳食补充剂可以短期服用,停一两周再吃一周,慢慢地改善。最佳的方法还是合理地搭配一日三餐。

决心比戒烟药更有效

名医姜垣

公共卫生硕士学位,泰国朱拉隆宫大学理学硕士学位。曾在世界卫生组织总部、美国耶鲁大学进修有关慢性病预防控制理论,疾病预防控制评价方法。目前承担 WHO 加强中国控烟能力建设、美国疾病预防控制中心全球青少年吸烟状况监测中国现场工作以及美国环境署控制被动吸烟等项目，和加拿大滑铁卢大学合作为期五年的控烟政策评估。2005 年得到中国控制吸烟协会控烟贡献奖。

||你知道么?

1. 吸烟人患肺癌的几率是不吸烟人的 20 倍。

2. 一枝烟可以污染一座楼。

佟彤笔记

以前工作的单位有个同事，抽烟抽得很凶，连他办公室的墙上都有烟味儿。也戒过烟，但因为有点儿“尼古丁依赖”了，每次戒不超过一个星期肯定“复吸”。有一次，单位组织了一次体检，他被发现膀胱上长了个小东西，医生怀疑有癌变的意思。那次可把他吓坏了，回来当天就把烟戒了，后来到医院再做详细检查，又推翻了体检时的怀疑。他高兴得请要大家吃饭，一是庆祝自己逃过一劫，二是庆祝什么药也没吃把难戒的烟给戒了……就像姜垣医生在直播时说的，戒烟成功的关键不是有没有药物，而是有没有足够的动机和决心，只要真的想戒，就没有戒不了的。

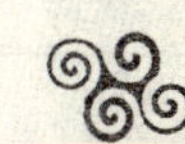

一、戒烟到底难在哪儿?

吸烟有害健康已经是人所共知的事了，第一个受害的是肺，因为烟草中有很多物质是致癌物，包括焦油、三四苯丙芘等等 40 多种，吸烟人得肺癌的几率要比不吸烟的人高 20 倍。

不光是肺癌，影响最大的是心血管疾病，因为吸烟产生大量的一氧化碳，进入我们的血液以后跟血红蛋白结合。不吸烟的人，血红蛋白跟氧气结合，吸烟的人血红蛋白和一氧化碳结合，一氧化碳和血红蛋白的结合要比氧气强很多倍，这时候血流要变缓，逐渐地血栓就形成了，心血管疾病因此发生。

我们还作过一个调查,影响男性生活质量的阳痿也跟吸烟有关,因为男性的勃起功能是要靠血管的弹性、血液的充盈来完成的。血管如果受损,弹性肯定受影响,肯定不可能保证血管的充盈了。有个宣传画画得很形象,是一枝烟,烧到后来变弯了,暗示着男性的阴茎也会因吸烟而勃起困难。

女性吸烟会得肺癌并引起其他问题,香港的烟盒上有一幅画,一个女孩在照镜子,这面是一个很漂亮的女孩子,另一面就是很苍老的女人,他们是想体现吸烟会导致女人的衰老,因为吸烟对卵巢的伤害很大,这是有准确研究作为证据的。

到生育年龄的话,吸烟会增加流产的机会和低体重儿的机会。在上海作了一个调查,如果家里母亲或者父母亲都吸烟,孩子会得上呼吸道疾病和下呼吸道疾病。而且国外有一个调查,如果母亲吸烟的话,孩子的学习成绩会不如不吸烟母亲的孩子。这孩子在烟草烟雾环境中,像哮喘、中耳炎的发病率会很高。

人们戒烟难,其实不是因为不知道害处,而是心存侥幸。中国戒烟成功的很多都是因为疾病,突然间发现自己有病了,比如癌症,冠心病,生命受到威胁了,第二天就把烟戒了,根本没吃药。所以说,戒烟需要药物帮助,但关键的还是决心,真的意识到吸烟有害了。越早戒烟,危险性会降得越低。

佟彤说:女性特担心自己的早衰问题,其实到目前为止证实的,使女性早衰最确定的因素就是吸烟,吸烟女性要比不吸烟的女性,卵巢早衰三年左右。

二、"尼古丁替代"疗法可以缓解戒断症状

吸烟的时候尼古丁进入脑,产生多巴胺,多巴胺本身会带来兴奋、人逐渐地会喜欢依赖这种感觉,戒烟难也是难以戒除这种依赖。

开始戒烟之后第一天、第二天、第三天的时候都出现戒断症状,因为你

身体里的尼古丁代谢掉了，戒烟之后又没有新的尼古丁补充进来，因此会出现很多像流泪、疲劳、精力不集中等情况。

出现戒断症状的时候可以喝点水、深呼吸或者出去跑跑步，快速走走，或者去洗个澡。这样戒断症状会持续五天，之后就开始进入持续阶段了，持续阶段一定要注意保持高度警惕，不吸任何一枝烟。

世界卫生组织有一个疾病分类，把吸烟归为一种疾病，已经不是一种习惯了。美国有一份报告说烟草中的尼古丁类似于海洛因，它可以使吸烟者有强烈的生理和心理依赖，这也是戒烟的难处所在。

克服吸烟的生理依赖，我们可以用一些方法来模拟它达到类似的效果。“尼古丁替代”疗法国外用了三四年了，可以把尼古丁制成药、贴片、舌下含片或者喷雾剂等来达到吸烟时尼古丁产生的效果。

市场上有很多戒烟产品，选择时必须得看是否有国家权威部门认证。国外戒烟一般是依靠戒烟热线，有人帮助戒烟者制定一个计划，因为吸烟有生理成瘾和心理成瘾。如果通过测量，知道自己是很严重依赖，就需要借助药物了。

国外有一个数据统计，一个人戒烟，平均会戒 7 次，戒后又抽，所以很重要的任务就是防止复吸，一般一年以上不吸才叫戒烟成功。

作为医生，首先我们得判断人是不是真正想戒烟？如果是真正地认识到吸烟的危害，下定决心开始戒烟，这才开始进入到第二步。

烟的危害物质是焦油，还有一些致癌物质，尼古丁最主要的作用就是成瘾，但是它也有一些危害，像损害血管内皮等等，但通过贴的方式替代吸烟，我们认为一般还是安全的。

三、戒烟以后人为什么会胖？

戒烟以后有的人的体重会增加 3 公斤，有的甚至会长 5 公斤。首先，尼古丁本身就有抑制食欲的作用，同时吸烟可以损害你口腔中的味蕾，很多吸烟的人吃饭不香，吃不出食物的香味。所以戒烟的时候要有事先的心里准备，睡得好了，饭量增加了，要增加相应的体力活动，防止身体发胖。

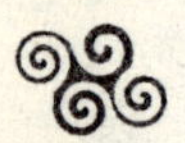

四、戒烟必须做“戒烟笔记”

真的准备戒烟了，首先要把你吸烟的烟具和香烟都扔掉，同时要记一个戒烟日记，很认真地把它记下来，每天吸15枝也好20枝也好，这些烟是什么情景下吸的，用什么方法来对付过来坚持没吸的，都要记下来。

还要准备一些类似承诺书的东西，之后获得家人和朋友的支持，可以选择一些有特点的日子，比如国庆、五一，以便于让家人和朋友知道你戒烟了，开始支持你。在正规的戒烟门诊，戒烟者会被要求填写相对烦琐的表格，也是考验戒烟的决定到底是一时冲动还是真的想戒，如果连这点烦琐都受不了，肯定戒起烟来也容易放弃，那种情况下，医生一般不建议其戒烟。还有很多家属到处替自己吸烟的亲人找戒烟药，这种药即便找来效果也受怀疑，因为当事人需要自己下决心，他真的想戒，药物才能发挥辅助作用。

戒烟药的效果是有限的，能够让一年的成功戒烟率增加一倍。也就是说，如果没有戒烟药物，戒烟一年成功的大概有15%，如果使用戒烟药物可以达到30%。

有人早上起来一睁眼就习惯性地吸一枝烟，为什么早上起来这一枝烟很难戒呢？因为你晚上睡觉8个小时，尼古丁都代谢掉了，所以这个时候脑子里的阿尔法受体“饿”了，人早上睁开眼就想吸烟，这是生理依赖。

要戒烟的话先要改掉这个习惯，比如过去一般习惯早上起来洗完脸，坐在桌子旁边吸烟，如果准备戒烟的话就把这个习惯改掉，不坐在原来吸烟的地方了。再比如，写东西的时候喜欢吸，那就换个房间，把习惯于夹一根烟换成夹一枝笔，改变过去的习惯性动作。

五、一次戒掉好还是逐渐减量好？

首先要知道，吸烟没有安全的剂量！只要吸就有害！戒烟有两种方法，一种是逐渐减量法，比如我今天吸20枝下周18枝，下下周吸16枝。还有一种比如我今天吸20枝，从明天开始一枝也不吸了，这两种方法都可以使用，但是从国外的数据看，这种突然就戒断的人成功率更高一些。有时候减到一定的时候是很难减下去的，比如减到 4 枝、6 枝就很难减下去。

六、被动吸烟吸没有安全阀值

中国有数据，有 5.4 亿人生活在烟草烟雾环境当中。而且我们有 3.5 亿烟民，吸烟的人本身得肺癌、心脏病，很多不吸烟的人，因为周围的人吸烟也得了这些病。我们大概算了一下，中国大概每年有 10 万人死于被动吸烟。

2002 年的时候，加拿大一个餐厅的服务员，她 18 岁的时候在餐厅里当服务员，那时候餐厅是可以吸烟的。到她 51 岁的时候查出肺癌，这个人要求索赔，因为本身在工作场所得了这种病，后来索赔成功了。

很多人觉得，我在的屋子足够大，只有很少的人在吸烟，比那些屋子很小但很多人吸烟的环境是不是会安全一点？其实不是，被动吸烟没有安全阈值！就是“有”和“没”的关系！也就是说，大屋子里有少数人吸烟同样具有危险性。

因为烟尘的颗粒很小，很多大楼的换气扇是中央空调，一个房间吸烟就可以把整个大楼污染了。美国有一个酒店规定无烟，顾客不理解，说我今天晚上付钱了，想吸烟就是我的权利，在我付钱的房间里吸烟为什么要罚款 500 美金呢？酒店的解释是，你虽然租了这间房子，你吸烟的微小颗粒会粘在地毯上、墙壁上，而且你在这个房间吸烟整个大楼的通风换气都被你污染了。

美国加州的成年人吸烟率很低，大概是 14%，很多人到了那立即就戒烟了，这和大环境有关，办公室不能吸、公园不能吸、餐厅不能吸、学校不能吸、海滩不能吸，给想吸烟的制造麻烦，非常有利于戒烟。

七、低焦油的烟未必安全

烟里面的有害物质是焦油，焦油跟沥青一样，是同一类的致癌物。有很多烟草公司提出降低焦油，我们买烟可以看到焦油低含量。一开始烟草公

司认为降低焦油能够减少烟草的危害，但是后来做了流行病学调查，发现香烟里除了焦油以外，还有40多种致癌物质！有人专门测定吸高焦油含量、中焦油含量、低焦油含量的人，结果发现，他们在尿里的代谢物质的水平是一致的。而且吸低焦油含量的人会觉得，这种香烟是一种减害的，可以放心大胆地吸。而且这种烟往往尼古丁含量也低，他抽得可能会更深，对他的危害其实是没有减轻的。

也就是说，低焦油未必是安全的，澳大利亚已经要求烟草公司不能在烟上标注“焦油含量低”来误导消费者。

八、吸起来清凉的薄荷烟危害少么？

国外流行一种薄荷烟，在美国，尤其是黑人中超过一半的人都吸过薄荷烟，因为吸薄荷烟的时候人非常舒服，嗓子很清凉。但实际上，薄荷叶会促进小气管的开放，而且导致那些有害物质集中得更深。

中草药的烟草目前没有数据，但不论是中草药还是人参，都会释放出一氧化碳，而且烟中的有害物质并没有办法取出去，所以烟不论是低焦油的、中草药的都不要吸。

佟彤说：“喝红葡萄酒可以预防心脏病”的说法十分流行，这也给喜欢喝酒的人壮了胆，类似于想抽烟的人选择中草药烟。美国心脏病学学会营养委员会的戈德特医生特意为此撰文指出：预防心脏病绝不能靠喝红酒，更不能光靠喝红酒。

喝红酒确实可以增加血液里脂蛋白。就是所谓的“好胆固醇”的含量，但其作用是缓慢、微弱的，远远不足以起到全面预防心脏病之效。为了避免心脏病，最好办法还是吃低脂肪食品，参加适量运动，保持正常体重。和红酒相比，中草药烟的健康意义就更低了。

“亚健康”是癌症、心脑血管病的前奏

名医何裕民

上海中医药大学教授，博士生导师，中华医学会心身医学分会主任委员。国家科技部“十一五”国家重点支撑项目“亚健康”课题第一负责人。临床主攻中医肿瘤治疗并获多项重大突破，积累了万余例病例，先后出版专著27部、发表论文100余篇，曾获全国杰出青年中医、上海市劳动模范、全国优秀青年教师等殊荣，在国际心身医学、亚健康、肿瘤临床及中医基础理论等领域有深入研究。

||你知道么？

1. 疲劳可能是很多疾病的前兆。
2. “亚健康”状态宜调不宜补。

佟彤笔记

两年多前，社会上有场很激烈的“中医是存是废”的争议，何裕民教授是“发起人”。作为医学专业杂志《医学与哲学》编审，何裕民在上百篇来稿中看到一篇《告别中医中药》的文章，他打算发表以引起对中医现状的反思。慎重起见，他还配发了几篇意见相反的文章，自己写了一篇《跳过中西医之争看医学》作为这组文章的开头。让他始料未及的是，终于还是引发了这场争议，有人甚至要取消中医！

除了“亚健康”的国家课题之外，胰腺癌的中医药治疗一直是何裕民的专攻，大城市、亚健康、癌症三者之间的关系，不断地在他面前重复由健康向不健康变化的轨迹，他发现，阻断之间的联系恰恰是中医最适合做的事！其实这样的治疗古代中医就已经做过，那时叫“治未病”，最早的中医古籍《黄帝内经》里说，“上工治未病”，“上工”就是现在“医学专家”的意思。

调查表明：人群中真正生病的不超过15%，不同年龄段不一样，大概到10%。30%之间；完全健康，一点问题没有的这种人也只占10%左右，其余的多少会有健康问题，其中很大一部分就属于“亚健康”。“亚健康”是从健康向疾病发展的一个过程，如果在途中没注意，没干涉，到了终点可能就是疾病了，有报道说，很多“亚健康”最终会和癌症和心脑血管病接轨的。

一、亚健康会出现哪些症状？

第一类是无法纠正的疲劳、虚弱、过敏。

第二类则是有些指标不正常但是没有感觉到。比如，有些人觉得自己能吃能睡，但是血脂偏高、血糖偏高，虽然还没有到出现明显症状的地步，但我们叫它为“隐性亚健康”，发展下去可能出现痛风、糖尿病、高血压，任何并发症都有一个过程。

第三类就是症状性亚健康了。比如说便秘。粪便长期在体内堆积，你会感到不舒服，而且很多东西重新再吸收对身体不好。还有失眠，睡不好，久之会影响健康。

第四类属于生理性亚健康。正常情况下的衰老和机能低下、骨质疏松，不能算病，但是属于亚健康。

前三类亚健康值得注意，要及时纠正它，等到有病就晚了。

佟彤说：世界卫生组织对健康的定义中有几条：“睡得快”，“走得快”，“说话快”，还有“排便要快”。“睡得快”说明神经系统健康；“走得快”说明运动灵活，体力好；“说话快”说明脑子的反应速度；“排便快”说明消化系统没有壅滞。

二、疲劳可能是大病的前兆

单纯的疲劳短期问题不大，但可能酝酿着大问题。我有个病友，是银行行长，转到另外一个地方搞资产清理，工作很繁杂，他总是觉得特别累，以为就是一般的疲劳。结果工作终于有了头绪，他也因此升了一级，可是一次体检发现患了肝癌！回过来想，以前的疲劳不完全是因为工作忙，已经是癌症的前兆。

我做了一个调查，虽然样本量不大但是很有说服力，就是胰腺癌。很多胰腺癌患者一直身体很好，但长期以来应酬多，而且很多是高级白领，都是高蛋白、高脂肪饮食，是另一种形式的“病从口入”。

这里值得跟大家说说白领的高危疾病，排在第一位的是乳腺癌。

上海地区、深圳地区年轻妇女的乳腺癌发病率很高，深圳的乳癌病人都是二十八九岁到三十二三岁，在所有城市中发病岁数最低。一般都是外地人到深圳闯荡，干了五六年很有成就，有些已经到了“金领”却生病了，因为太大的压力没法儿释放，最后压力在乳腺上找到突破口。

上海乳腺癌高发问题出在饮食上，深圳可能更多的是因为心理压力，大量非常优秀的人聚集在深圳，这种压力导致神经功能和内分泌系统不稳定。

我们临床发现，长期紧张不能释放的人会经常有胸闷、心慌的症状，有人认为不就是疲劳么？但时间久了会发展成心脑血管疾病。对这些人做了十二三年的观察以后发现，很多人都出现了冠心病，很多人三十七八岁、三十八九岁要做心脏“搭桥”，或者没来得及治疗就猝死了。

第二高发的是消化道肿瘤。

有的人的性格是追求完美的，他们看上去很谦和，工作非常努力、非常认真、不愿意让人看出自己的不足，其实他们内心非常压抑。偶尔觉得有点胃肠功能失常、会胃疼，但一般都不会太在意。

从这个状态演变成癌症，一般需要二十年左右的时间，在四十四五岁时会有胃癌的危险。胃癌的发生是慢性炎症反复对胃刺激，最终导致癌症。一般来说，追求完美的人不能随意释放自己的情感，是比较内向的人，如果

是这样人，又经常有胃里不舒服的感觉，到三四十岁以后一定要定期检查。

长期是乙肝“小三阳”的人也要特别注意。

如果在一段时间中觉得特别累，而且有脚酸、筋骨酸的感觉，很可能是肝出问题，还不是小问题，而是大问题。这种人很可能跳过了慢性肝炎、肝硬化，直接发展成肝癌。这个规律在中医里能解释得通，中医讲“肝主筋”，“肝为（罢）疲极之本”，筋的问题和中医的“肝”有关，中医的这个“肝”也包括了西医的肝脏，所以，有慢性肝病或者是乙肝带毒者，要注意自己筋脉的异常感觉，它的异常很可能是肝病的征兆。

第三是抑郁症。

自己觉得很疲劳，特别是早上起床之后无精打采，下午反倒还好一点，这种情况要注意可能有抑郁症的问题。一般人早晨睡好了以后会精神焕发，下午才开始疲劳。如果你觉得早上干什么就没劲了，到了工作单位活动一会儿反倒有了精神，建议找神经内科辨别一下。

佟彤说：衡量一个人体力如何，经常会看睡觉起来是不是解乏了，是不是把前一天的劳累都歇过来了。如果是，说明还年轻，歇不过来就说明老之将至了。这里包含两个道理，一个是神经系统是不是健康，睡眠的质量好坏；一个说明身体自身的修复能力如何。年轻自然睡眠质量好，一夜自然就能修复过来。

三、用什么办法抗疲劳？

现在人的疲劳一般都是脑疲劳。脑力疲劳可以用体力抵抗，最好的方法就是体育运动。

1.“子午觉”很重要。

人们的工作一般是从上午八点工作到十一二点，然后开始吃饭，之后很多办公室的人会聚集在一起聊天、打牌，这样就会很兴奋。其实正确的方法是在此时听听音乐、看看报纸，至少不要让自己再兴奋，最好是能打个盹。

中医讲究的“子午觉”，就是人在夜里12点，也就是“子”时，和中午12点，也就是“午”时，是应该睡觉的，因为那时是人体的低谷，如果在那时休息最能很有效地消除疲劳。

2.“工间操”不可少。

持续工作三四十分钟以后，要站起来做做深呼吸，为的是振奋一下“阳气”。我三十岁时发现自己的颈椎有问题，逐渐地摸索出一个方法，用头部、背部同时撞墙，这个疗法和推拿的道理一样，是通过撞墙的反作用力来按摩脊柱。因为人的脊柱有一个S的弧度，这样撞了以后会让你因为久坐而僵硬的脊柱松弛下来了，血液也改善了，肌肉也放松了。

3. 可以悄悄做的穴位按摩。

白领人会议很多，常会说没时间保健，其实开会时完全可以捏捏下面的穴位，忙里偷闲地保健一下自己：

曲池穴：在双侧肘横纹的终点，经常捏捏。这是肺经的穴位，中医讲“肺与大肠相表里”，按摩这个穴位可以改善肠道功能。

内关：如果你经常感到胸闷，我建议经常捏捏“内关穴”，也在手臂上，左右手都捏一捏，养成习惯经常按摩人会感到舒服，因为人的整个胸腹器官都是和“内关”相通的，按摩它等于在调整内脏功能。

足三里：很管用，是很经典的强健穴，过去有说法“一针足三里，相当于吃几个鸡蛋”的补养效力。可见这个穴位在中医中被重视的程度。我还特别建议白领们经常捏捏“曲池”、“足三里”和“风池穴”。

内关穴，足三里、风池六

内关穴：手和手腕之间有一个界限，叫做腕横纹。将右手三个手指头并拢，把三个手指头巾的无名指，放在左手腕横纹上，右手食指和左手手腕交叉点的中点就是内关穴。

足三里：外膝眼下3寸，胫，胃，外侧约一横指处。从下往上触摸小腿的外侧，左膝盖的膝盖骨下面，可摸到凸块（胫骨外侧髁）。由此再往外，斜下方一点之处，还有另一凸块（腓骨小头）。这两块凸骨以线连结，以此线为底边向下作一正三角形。此正三角形的顶点即是。

风池穴：位于后颈部，后头骨下，两条大筋外缘陷窝中，相当于耳垂齐平。

四、"亚健康"宜讽不宜补

"亚健康"状态需要的是调整，而不是补养。包括饮食调整，体能调整。调整的目的是使神经功能稳定，内分泌稳定，免疫稳定，把身体调整到最稳定的状态，因此远离疾病，恢复健康。

1. 饮食方面：东方人的肠胃比较接受粗粮，精美了反而不适合。上海做过调查，八十年代到九十年代中间，膳食结构改变之后，乳腺癌和肠癌增加了100%和50%。亚洲人长期吃谷类、粗粮为主，如果一下子变成大量的高蛋白、高脂肪肯定不合适，所以我主张在饮食的营养上要总量控制。

根据世界卫生组织的观点，牛羊肉少吃，红肉少吃，高卡路里少吃，豆类要多吃，但是肾功能不好的要少吃。总体上，没有脚的鱼类比两个脚的好，两个脚的比四个脚的好，我讲的是少吃，不是不吃。

2. 补药的选择：

1/、西洋参不是首选：如果选择药品和食品，我推荐选择灵芝类。很多人喜欢泡西洋参，我个人认为西洋参只适合于少数人，阴虚得特别厉害的人，但是这种人不是很多。

西洋参是刺激兴奋的，短期内好像是改善了，但参类的东西像"火上点油"，加了"油"，自然"火"能旺一点，但是还是对身体的透支，所以我不主张用参类。"亚健康"主要是脑累，要休息，不是简单地刺激让它更兴奋，这有点像"饮鸩止渴"。

2/、逍遥丸：很多"亚健康"是由情绪引起，不能发泄，压抑，属于抑郁状态，在中医里面属于肝郁，经常会觉得胸闷，肝区有点胀痛，喜欢长叹气，可以吃"加味逍遥丸"，虽然上面写着是针对女性月经问题，但很多男性白领的问题和女性同理。

3/、六味地黄丸：男人四十岁以上的，舌苔比较干净的，冬天可以用"六味地黄丸"调养；如果是容易上火的，可以用"知柏地黄丸"。但都有一个前提，是这个人胃口还可以，舌苔比较干净，说明他的脾胃功能比较好，对补药有能力运化。如果经常头晕晕的，眼睛干涩，可以用"杞菊地黄丸"。

“地黄丸”系列是比较平和的补药，但也不是一年四季都合适。一般是进了深秋才开始进补，如果夏天，出汗很多，又觉得特别累，舌苔也比较干净，适合用“生脉饮”。

有的人工作压力大，口腔不断有溃疡，这就是内在机能失调，从现代医学解释是神经功能和内分泌功能失调。我主张用肉桂、细辛煎了水泡脚，两味药各用60克，泡泡脚，最后是按一下脚底的“涌泉穴”。中医说“引火归源”，让虚泛的火归位。

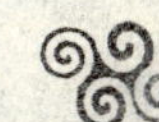

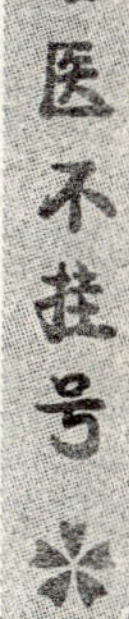

佟彤说：北京中医药大学的王琦教授，是中医里治男科疾病的专家，他曾经对市场上所售的标明可治疗阳痿的60余种补肾壮阳药进行调研，他发现，尽管名称不一，但90%以上是同一类药，组成大多是鹿茸、鹿鞭、海马、淫羊藿、阳起石之类，都是有补肾功效的药品。在我国，受传统习惯影响，男子阳痿一贯被认为是肾虚。

而王琦自己对400例阳痿病人进行统计分析后发现，患这种病的人已明显的年轻化，大多数患者身体壮实，声音洪亮，并没有“头昏耳鸣、腰膝酸软、脱发及牙齿松动”等肾虚症状，真正由肾虚导致阳痿仅占7.06%！

常用的补肾药都有类似雄性激素的作用，而真正由于雄激素减少的阳痿患者，主要是睾丸发育不良所致，临床上已相当少见。所以王琦一直主张从“调肝”的角度而不是“补肾”的角度来治疗阳痿，很少用到补药。

怎样用安静养心？

名医刘天君

北京中医药大学针灸学院临床系教授主任医师博士生导师气功实验室

主任，中国心理学会注册心理督导师，德国海德堡、图宾根、科隆大学心理学高级访问学者，主编的《中医气功学》为高等中医院校气功教科书。可针对各种心理障碍进行具有东方特色的心理咨询和心理治疗。应日本、新加坡、韩国、意大利、德国、奥地利、波兰、俄罗斯、瑞士、英国、美国等国邀请，教授气功和传统中医的健康观念和健康技术，并与日本等国进行科研合作。系国家体育总局编创健身气功新功法科研课题专家组成员。

||你知道么?

1. 清晨睡醒的第一个瞬间，是没有自我、最原始的状态，也就是安静状态。

2. 盘腿坐时，人就变成上虚下实，气就会沉下去，可以坐得很稳当，便于进入安静状态。

佟彤笔记

刘天君是北京中医药大学终身教授王绵之的“中医方剂学”研究生，当年，他是在全学校的羡慕眼光下成了这位中医泰斗的高徒的。他很快发现，和西医相比，惟有“气”才是中医特有的东西，搞清楚了“气”才能搞清楚中医。于是，他开始了和“气”关系最密切的气功研究，通过调气息进入安静状态自然也成了他研究和各国讲学的内容之一。

因为直播通过是网上的视频传播，更多地需要语言表述而不是演示，这让他有些为难，因为安静状态不是语言能表达的东西，是要自己去体验的，是回归原始本能，只是已经被现代人逐渐丢失了。但至少在我，还是从45分钟的直播中，想象到了一个让人神往的安静状态，我想找个坐火车出差、没人没事打搅的机会，认真地体验一次。就让刘医生告诉大家怎样用安静的状态养心吧。

一、“安静”到底是什么意思?

首先需要说明的是,给“安静”定义,本身就是已经不“安静”了。因为只有什么都没有的时候才可能是“安静”的。所以,只能勉强地介绍一下,“安静”实际就是指身心均未活动的自然状态。

身体的不活动大家比较容易理解,就是你不动就可以了,不管是站着、坐着,还是躺着,没有肢体的活动就可以了。

心理的“安静”就比较难做。从主观匕讲,是你的意识活动中没有内容,就是一个空的状态。没有内容就意味着没有任何的概念,没有任何的隋绪,没有任何的思想,当然也没有时间,也就没有空间,在主观匕回到了真正的原本的精神家园。

因为时间的感觉和空间的感觉都来源于具体事物的运动和存在。哲学上讲,在物质世界,空间或者时间是物质运动的方式;在精神世界,空间或者时间是意识内容运动的方式。如果意识没有内容,也就没有时间和空间,因为没有任何事物作为参照。在身心都不活动的时候,就回到了人的最自然的生命的状态。

很多人觉得安静就是什么都不想,这话也对也不对,因为当你意识到什么都不想的时候,你已经出了这个状态,因为你已经在想了。只有你不知道你什么都不想的那个状态才是“安静”,你知道就不是了。

这种状态每个人都达到过,只是你不在意,不知道那才是你真正的自然生命状态。比如说,你偶尔在发呆的时候,或者在偶尔有一瞬间你非常高兴,或者是你的思维有停顿的时候,那个状态是出现过的,但是你没有去在意。

很清楚的意识,但是没有意识到任何事物。你清晨睡醒的第一个瞬间就是这个刹那。那个时候你是没有自我的,是最原始的状态,也就是安静状态。在那之后你才回想起昨天、前天的事情。

你回到这个状态的时候,身心就处于非常自然放松的状态,大自然在照顾你的身心,而不是你在自己照顾,把自己交给自然了,就是古代所说的“天

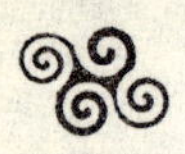

人合一”。到了那种状态以后，你原本有不平衡的东西，都可以帮助你调平衡了，如果你在那个境界里边待很多的时间，就像火向高处燃，水往低处流一样，身体会自然地去找平衡的，整平衡越彻底，身心疾病越能得到调理。中医学的观点，疾病就是失衡。

一般说来，如果在早上起来，在这个状态保持 5～10 分钟，一天都会觉得非常轻松。

从医学的角度来讲，这个状态是你自身恢复平衡、恢复健康的一个最佳状态，既有保健作用又有治疗作用。再哲学一点，这个状态就是“此岸”和“彼岸”的交界，达到安静状态就意味着从心理上放弃了自我的意识，从生理上回归了自然，因此可以保持更好的身心健康。

为什么说是“此岸”和“彼岸”的分界呢？因为“安静”的时间保持得足够久的话，这个“安静”就会被冲垮，就会达到一个新的境界，比如说佛家说的参禅把它参透，那个时候你就超越了“此岸”，那个就不是医学的范畴。医学的范畴就是达到这个点就够了，达到一个身心平衡、内外平衡、四面八方都平衡的状态就可以达到你养生的目的了。

二、治病应该先求医还是先求己？

大部分慢性疾病，如果有足够的时间回归到安静的状态，并在其中待足够的时间，都可以不治而愈。

医学的发展带来的问题有好处也有坏处，在远古的时期，人们得了什么病都是自我调理的，都是先自我锻炼。如果自我调理不行，再从中医的角度来用物理疗法治疗，用针灸、推拿，再不行的话再用化学疗法，用药物。

现在正好相反，人忘记了最重要的、最初的环节，有了病就先找外界，忘记了自然的巨大潜能，这样就干扰了你自己的调节功能。任何的药物，不管是中药还是西药，都是有副作用的，不管做什么都是对你现在自然状态的干扰。所以我觉得人要是有疾病，先应该自我调理，从安静角度来讲，先回归平衡的状态，看一下自己可以不可以，如果觉得自己不行了，再求助别的。

有很多医学上认为是奇迹的东西都可以产生，很多人认为没有救了，被放弃了，结果居然活过来了。靠什么？就是靠自己呀。每天回到安静的状态待一会儿，这个非常重要。

梁启超先生曾经说过一句话，意思是说人的一生要出一两年家，一年里有一段时间是休息的，让自己轻松下来，同样每一天有 1～2 个小时自然空下来，把身心背景整理好，再去做事就会更好。其实你会休息才会工作，你不会静，也就不会动。梁先生就说，他之所以在清末民国之初的时候，在非常混乱的时期，保持一个清醒的头脑，做自己要做的事，就得益于每天 1～2 小时的静坐。

日本首相田中角荣的自传写得很清楚，他说有一种人，没有固定目标，但是要做任何行业都要做最好的，他说他就是属于后者，没有想当首相，但是后来当了，他当建筑师的时候做得很好，做别的时候都是做得最好的，做首相也是做得最好的，但是怎么做呢？每天晚上到半夜的时候，起来打坐两个小时，然后再接着睡。第二天再工作，他说这两个钟头对他的作用非常大。

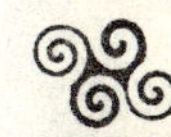

所以静是非常重要的，不管是对你的生理健康还是心理健康都有非常大的好处。一个人如果一辈子都没有静过，就不知道什么叫静，他享的都是洪福就没有享过清福，他不知道那是什么感觉，很多人不理解，你真的进入那个状态之后你会知道，特别特别的舒服，那种舒服是在洪福里根本就没有的。

“安静”的定义容易说，但是这个定义没有什么用，你必须在那里待过、体验过，才可以知道“安静”是什么样的，而且那个益处是你在这种纷繁的社会上体会不到，找不到的。你想想身心和谐是什么状态？最和谐的状态，而且是身心和谐、内外和谐，天人合一的状态，那就是安静，那个状态就是你应该达到的自然的状态，你怎么能不舒服？只不过那个舒服不是你现在的舒服，不是感官的舒服，而是整体的舒服。

我曾经认识一个小女孩，20 出头，得了直肠癌，到了晚期。作为一个 20 出头的女孩很难接受，她也不愿意接受治疗，不愿意化疗，掉头发。但是有一个师傅说，你每天保证 8 个小时静坐，只要坐上半年就可以了。这个小女孩刚结婚半年，她原来住的地方特别吵，房子也很破。她对她先生说，这半

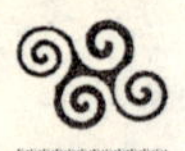

年我住里屋，你住外屋，我就不出屋了，行不行我都认了。她住的立交桥下面非常吵，她就白天睡觉，晚上打坐，照此半年，每天8个小时，半年以后她发现癌细胞完全消失了，到一个五星级的宾馆当服务员去了。这个事我印象深刻，真正达到那个境界的时候，治疗的作用是非常好的，关键是你能不能进入那个状态，很多人不能。

大自然比人聪明，大自然比你自然调节要聪明一些。

古代中医确实可以靠单纯的摸脉来诊断疾病，因为那时没有可以借助的诊断工具，人的触觉也比现在灵敏，肯定能感受到现在人感受不到的东西，而现在的人，很多本能在逐渐退化，过去的诊断方式未必适于今天。即便如此，古医籍里也仍旧有“合脉从症”一说，就是说，如果症状和脉象不符的时候，可以按照症状诊断，脉象可以被合弃。所以，如果在今天仍旧有人只靠摸脉就能给你诊断明确到哪里长了个瘤子的话，千万别信，江湖医生的瞎话一般都是从这里编起的。

三、什么样的姿势、呼吸、心理能帮你“入静”？

要进入安静状态需要一个操作性的技术，就是胸怀。心比较宽的人，一个能够非常由衷地赞美别人成功的人就比较容易安静。但是你仔细地想一想，这样的人其实并不多，很多人都是他比你强，你和他较劲。如果一个人能够从内心深处去由衷地赞美别人，这种人的心比较宽，这种人要进入安静状态就比平常人容易，因为宽就是松，松就是自然。你要是很较劲，想安静就很难。也许是社会现在比较功利，比较浮躁，很少有人可以从心里赞美别人的成功。这个基础很重要，人本身平衡的程度，对世事的态度，和阅历都有关系。

从技术上来讲，我先要说明一点，所有的技术其实都是多余的，安静本身就不需要技术，任何的技术可以用一下，但是不要把技术当做安静的本身！这是一个前提，可以在这个前提下学一些基本的技术。

技术是三个方面：一个是姿势，一个是呼吸，一个是心理的调节。

首先是姿势，姿势很重要，最好的姿势就是双盘，单盘、散盘部可以。盘坐是两腿交叉，席地而坐。散盘是两脚均着地，单盘是一个脚着地，双盘是两脚都不着地。

为什么要盘腿？因为你生活中平常的状态是上实下虚，一盘腿，就变成了上虚下实了，下实上虚的时候，气就会沉下去，你就坐得很稳当，这是很重要的。

佟彤说：人们一说到中医就想到摸脉，我做医生的时候，经常被熟人拉住说，“给我摸摸脉”。我非常不喜欢这种求医方式，总觉得再往下就该让我给他相面了。

有人用埃及的金字塔来说明盘坐的好处，这个说法有点神秘色彩，但也可能包含科学道理。金字塔下三分之一处是法老的坟墓，如果用硬纸板做一个小金字塔，将剃须刀片放在下三分之一的地方，刀片总是快的，要是把水果放在那里就可以保鲜。据说是金字塔的形状、结构有将能量聚集在下三分之一处的作用。盘坐的姿势有点像金字塔，而下三分之一处和丹田的位置相当。因此，盘坐而意守丹田好过其他姿势。佛道儒诸家的修炼都要求盘坐，或许说明盘坐确有殊胜之处。

当然，躺着也可以，但是一定要找一个放松的姿势。古人说“站如松，坐如钟，卧如弓”。弓就是弯的，弯就是放松，北京香山卧佛寺的那个佛的那个姿势就是弓，膝盖要曲，手也是曲的。而且那个卧佛的姿势很科学，是右侧卧，不是左侧，是不压心脏的。他的两个腿是一上一下，两个脚都放在床上，只是膝盖是重叠的，这个姿势是几千年验证的姿势。

然后是呼吸，你可以这样呼吸：把气吸到下丹田的地方，呼吸控制在只在上下丹田之间走，别让它出来。下丹田就是肚脐下一寸半，上丹田就是两个乳头之间，你让气在这个之间交替，这样你就可以很快地睡着，失眠的人可以试试。

“调息”对失眠是很有用的。你睡不着无非就是胡思乱想，你真的什么都不想了肯定就可以睡着了，换一个角度讲，你真的能什么都不想，睡着和

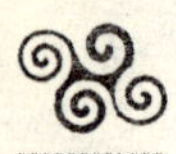

不睡着是一样的，而且这个休息比你睡着了还彻底！这就是安静。你真的脑子里面什么都没有的时候，坐一个钟头，你会觉得精神特别好。静坐的时候，你头脑清醒的程度比你平常还要高。其实那个状态就是你每天早上起来的第一秒钟的那个状态，那时候你的脑子是空的，慢慢地你才回忆起昨天的烦事，慢慢地再变成自我，所以，自我其实是每天早上重新结构的。安静不是让你没有自我，而是你要回到原始的状态待一会儿。

有一个小和尚说，什么事可以走捷径？老和尚告诉他，除了五件事之外，我都可以替你作。小和尚问哪五件事？老和尚说，吃喝拉撒睡，其他的事我都帮你做。什么意思呢？就是这个世界需要你自己去经历，最需要体会的东西不是理解的东西，而是要亲身去体会的。所以安静也是，我只能告诉你方法，但是我不能保证你结果，难就难在这儿。

下面介绍的这个方法，从源头上来讲，是密宗修炼的一种办法，很简单，你想两个字，比如说“自然”，“自”和“然”两个字，你就念这两个字，我现在问你，你念“自然”的时候，你现在头脑里出现的是“自然”的字型还是“自然”的声音？

字型和声音不一样，字型就是比较具体的，声音就更虚一点，就离安静更近一点。字型也可以，声音也可以，有的人是出现两者，如果是两者的话，你选一者；如果是一者的话，如果可能的话选声音，如果选择不了的话，就选择字型。

你脑海里不断地出现“自”和“然”这两个字，第一个就是找到这两个字，找到这两个字在你脑海中的表达方式是声音还是形状？这个很简单，下一步你默念，默念的方法采用越来越慢的方式，开始是“自然”，然后是“自——然”，间隔越来越大，在这个间隔的里面你就是静的，你要注意在扩大间隔的时候，不要再问隔里面插入别的东西，然后你慢慢把间隔拉长，如果插进东西了就再缩短，缩到不能再插入任何东西的时候，你能确保间隔就是间隔，间隔就是空白，就是安静，这样练习，练习到间隔五分钟的时候就可以了。

首先心要静，你在做这个操作之前，要把自己的心安静下来，安静到比你平常的安静状态再安静一点再开始。什么姿势都可以，现在不强调姿势，就强调“自——然”的间隔中间没有东西，慢慢地延长，慢慢地你会发现，安静的部分和你念字的部分，就意识操作而言是一样的，并不是有字才是意识，安静就不是意识，你发现这个就离成功有点近了。你会发现，其实静也是意识的状态，而且你会发现出现那两个字的时候，意识负担还重一点。

第三步，抓住空白，把出现“自然”这两个字的状态变成次要状态，就是抓住空白，在空白里待住，然后空白越待越长，最后你可以待到五分钟的时候，你就会发现，“自然”这两个字就不需要了，就可以直接进入安静的状态了，这个时候你就入门了。

其实技术非常非常简单，如果你真的要做的话，找到这个状态，一步一步地去做，你在安静里面待住了，这个就可以了。

对于初学者来说环境很重要，火车和飞机上比较好，那个环境和你没有关系，原来想做的事在那种环境中也做不了，也死心了，所以进入安静会相对容易。

如果你没有做过，你需要进行一些学习，通常一个人从完全没有安静过渡到真正进入这个状态，需要不是若干小时，不是若干星期，不是若干月，而可能是若干年，所以大家不要着急。

乳腺癌也有易患体质

名医胡凯文

现任北京中医药大学附属东方医院肿瘤科主任，硕士生导师。任中国癌症研究基金会中医肿瘤委员会委员、国际生物治疗学会氩氦靶向治疗专业委员会委员、中国中医药学会肿瘤专业委员会委员、中医血液学会副秘书长、北京国际医药促进会理事、北京中西医结合学会青年工作委员会委员。长期致力于中西医结合治疗恶性肿瘤的临床与实验研究，系国家九五攻关课题负责人，主持和参加各级研究课题十五项，获得国家发明专利两项。主

编专著两部,发表研究论文30余篇。

||你知道么?

1. 中国式的富贵不致癌。

2. 癌症产生于身体用不掉的营养物质。

佟彤笔记

请胡主任来做直播的时候,正是扮演林黛玉的演员陈晓旭因乳腺癌去世的第二天。直播前就有很多感叹台上台下两个“林妹妹”命运的帖子发在了网上。“林妹妹”的哀婉是她的动人之处,也恰恰是她红颜薄命的根源。胡凯文始终认为,得乳腺癌的女性更容易是林黛玉那种淑女型的,有惹人怜惜的忧郁气质和贫弱体质。如果你像“超女”那样阳光奔放,得乳癌的危险就小了很多,这一点,他用中医的阳气来解释:抑郁、忧郁压抑了人体的阳气,阳气不足就不能把营养物质输送到目的地,原本的精华就会变成淤滞,癌肿就是在此基础上发生的……

直播后的“抗癌宣传日”,北京肿瘤医院的前院长徐光炜教授在电视里接受采访,他鼓励女性多在阳光下做扩胸运动,当然是为了预防乳腺癌的目的——与胡凯文所说的振奋阳气同出一辙。

一、富贵生活增加乳癌发生

有个统计显示,越是繁华的大都市,越是发达地区,乳腺癌的发病率就越高。这个所谓的“发达”是生活方式、饮食习惯像西方。在美国,乳腺癌比中国的发病率要高得多,每一万个人大概就有12个人,而中国最高发的城市上海,大概每一万人当中有五六个,在北京大概是3到4个,在农村可能一万个人里都查不到一个,乳腺癌算是发达的“代价”。

乳腺癌从开始到最终形成,往往需要十几年到三十年的时间,这个过程中,我们有足够的时间及时终止它。乳腺癌是“生活方式病”,只要我们改变不良的饮食习惯，就可以减少乳腺癌的发生。为什么白领的乳腺癌发病率比较高，因为白领的生活方式偏向于西方的特点，是一种“富贵病”。

“富贵病”是从国外引进来的概念，实际上，中国人现在所拥有的财富跟中国过去的土豪、地主、皇帝相比，差得很远，但那时候的富贵为什么不致病呢？这就要分析不同的富贵了。

现代人富贵了就会吃得很好，以车代步，不愿意运动。而古人愿意造房子、造假山，让小姐和公子荡秋千，到户外去骑马等等，不会让人窝在室内过“阴气很强”的生活。

他们的美食是燕窝、飞禽、莲子等等，虽然昂贵但并不是高脂肪、高蛋白，所以乳腺癌在古代记载得很少。也就是说，生活方式越接近西方发达国家，得乳腺癌的比例越高，如果按照中国古人的生活方式，就算富贵了，也未必会得乳腺癌。

二、得乳腺癌的人都阳虚？

从中医的角度来讲，乳腺癌的原因是阴气太盛，阳气不足。第一，生活考究，吃的东西好，高脂肪、高蛋白，营养过剩；第二；不运动，每天在室内伏案工作，很少接触到阳光，生活压力又大，总是感到压抑，输送营养的阳气不足了。

我们吃进去的营养物质在中医里都是偏阴的，吸收输送营养物质的能力就是阳气，阳气负责把阴津输送到需要的地方，阳气是一种功能。阳气不足时，运输能力肯定减弱，吃进去的即便是营养物质，但因为不能及时运走会淤积在某一个部位，成为后患，成为致癌的淤。

特别容易淤积哪一个地方呢？一般来说是离大血管比较远的地方，比如乳腺。乳腺是凸出体外的，营养供应时有个山峰需要爬上去，需要能量，能量不够或者说阳气不足时就容易血脉淤滞，淤积在乳腺就会产生各种疾病，包括乳腺增生，也包括乳腺癌。

伏案工作也容易阳气不足。林黛玉永远有“颦眉”的神态，白领守着电脑工作时也一样，这种状态就容易“阳气不足”，中医叫“胸阳不振”。我在

韩国看到一个健康俱乐部，给肿瘤患者举办的，都是宣布不能治的肿瘤患者，在大山里，每天找一个搞笑的演员引导大家哈哈大笑，早上对着大山呼唤，这种方式说是保健，实际上就是中医振奋阳气的道理。

因此，除了增加运动，多接触阳光，北京肿瘤医院的院长徐光炜也一再提倡要多晒太阳，这不是单纯地从西医补充维生素的角度提倡的，也是为了增加阳气。同时要放松心情之外，中药也能帮助人解郁，比较出名的成药"柴胡疏肝散"、"逍遥散"等等，都是用于性因为情绪压抑导致月经不调，乳房胀痛的，可以减轻以后酿病的抑郁情绪。

三、忧郁的"淑女"比奔放的"超女"更易患乳癌

乳腺癌发病和高脂肪、高蛋白、维生素 D 摄人不足有关，这是西医的概念。中医认为乳腺癌是"阳气不足"导致的。阳气不足是什么表现呢？她会比别人怕冷，手脚总是凉的。一部分人是天生的，天生的阳气不足。一部分是后天形成的。和性格一样，有些人天生的性格内向、郁郁寡欢，也有可能是受到各种事情的打击，比如很阳光的一个男孩，谈恋爱反复失败，他的性格也会变，身体也一样，心情对身体也构得成打击。

对这种体质的人中医形容是"形寒肢冷、四末不温"。阳气不足，血脉淤滞，淤滞在手上、脚上，自然手脚不温，这些人有很典型的淑女气质，虽然符合中国传统的审美，但对健康不利。

中医讲阳气不足时人的面色往往很白，平时很怕冷，不爱讲话，像林黛玉，是"淑女"不是"超女"。阳光女孩与此相反，她1门爱运动、话多、爱交朋友、心无城府。可能很多男孩子喜欢淑女型的"冷美人"，但她们却要高度提防乳腺癌问题。

四、生育、哺乳能预防乳腺癌吗?

有的乳腺癌病人看病时，医生下意识地会问离婚了没有？这说明了乳腺癌和婚姻状态的关系。一次负面生活的打击会引起很多方面的问题，特

别是对于女性，婚姻是大事，离婚是坏事，除非是主动希望离的，否则人会变得阳气不振，抑郁、低沉、不开心等等。另一方面，正常的婚姻生活肯定有正常的性生活，是正常的生理需求，有助于调整生理平衡。人结婚之后容易发胖，心宽自然包括内分泌方面的顺畅。

这也说到哺乳问题，母亲怀孩子以后，体内准备很多的东西，包括哺乳。如果强行不给孩子吃，就淤积在体内，本来是好东西，结果成了用不掉的废物，久之就成了后患。

这在女性的月经也一样，一个女性如果突然中断月经，肯定要百病丛生。最近我刚刚看了一位患者，怀疑是宫颈的癌前病变，西医很积极地把子宫切掉了。结果这个人身上到处长疙瘩，增生，病人吓得要死。中医治疗很简单，要调经，也是给这些异物的化解以出路，活血化淤。但这个女性很麻烦，她的子宫被切除了，就无法调经，蓄积的异物不能宣泄。

从中医角度看，人为干扰的生理状态肯定会带来一定的弊端。所以要顺其自然，该结婚就结婚，该生孩子就生孩子，该母乳喂养就母乳喂养，才能保持身体的阴阳平衡。

阳虚体质的表现

畏寒怕冷：中医所说的阳气有温暖肢体、脏腑的作用，阳气犹如自然界的太阳，阳气不足，内环境就会处于一种“寒冷”状态，就会表现为机体功能的减退，出现虚寒现象、畏寒怕冷、四肢不温的现象是阳虚最主要的症状。

完谷不化：指的是大便中夹杂未消化的食物。食物的消化就好比要把生米煮成熟饭，阳气就好比是煮饭用的火，没有“火”，米就无法煮成“饭”。所以当阳气不足时，则进入胃中的食物也就无法很好地“腐熟”（消化），而直接从肠道排出。

精神不振：阳气不足，细胞的生命活动衰退，所以表现为萎靡懒动。

舌淡而胖，或有齿痕：体内水分的消耗与代谢，取决于阳气的蒸腾作用。如果阳气衰微，对水液蒸腾消耗不足，则多余水分蓄积体内，导致舌体胖大，受牙齿挤压时会出现齿痕。

脉象沉细：阳气不足，不能鼓动脉管，所以脉象沉细无力。

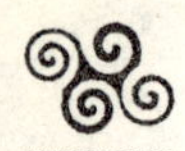

五、多喝牛奶会引起乳腺癌?

牛奶是很好的营养物质,里面含蛋白和很多营养物质。如果一个人缺乏这种东西,喝牛奶是强壮身体。但是如果阳气不足,具体说是脾阳不足,吃进去这些东西消化不了,堆积在局部,就会阴气过剩,如果化不掉就会产生疾病,在乳腺的部位就可能出现乳腺癌。

高蛋白、高营养的食物没错,关键看你需要不需要,能不能用上,如果用不了积存下来可能就有害了。比如汽车,可以帮助运输,如果北京再加1000万辆汽车肯定就堵死了。牛奶给那些生活质量很差的人吃,那是必须的营养

佟彤说:医院的肿瘤病房里经常流传着抗癌的偏方,喝蔬菜汁是一个,不能吃鸡也是一个。关于鸡肉的忌口可能和一个真实故事有关,美国一个叫海拉的女子得了子宫颈癌,霍普金斯大学医学院的医生将肿瘤全部切除后送到了一个肿瘤研究小组。在实验室盛有鸡血的培养皿里,海拉身上的癌细胞,以每24小时翻一番的速度旺盛地生长着。现在,在全世界各国实验室都有来自霍普金斯大学的"海拉细胞",它已被正式命名。中国的不少医学院校的组胚教研室的培养瓶里,一些肿瘤研究机构的温孵箱里或冷藏库里,也都保存着这种引进的活的"海拉细胞"株,不断传代,并利用它进行各种肿瘤研究。

于是,鸡血能使实验室的肿瘤细胞飞速增长的事实,被人们推衍到人体中,觉得吃鸡也会使身体里的肿瘤加速生长。事实上,鸡血可以用在各种细胞的细胞培养中,为各种细胞提供营养,而人体也远比一个培养基要复杂得多,把实验室的结论直接引用到人体上,其实毫无道理。在中医里,鸡肉比鸭肉属于温性,但远没有羊肉、狗肉热性大,算是性味平和的。

六、乳腺癌病人不能吃鸡?

鸡也好、牛奶也好,都是高营养的东西,如果说我们体内缺这个东西,因为有些女I生阴阳都不足,如果阴气也不足,阳气也不足,补点儿鸡也是挺好的。但是如果我们本身吃了消化不了,我们中医讲脾阳不足的话,这种情况下你吃完了只是淤积在体内,所以小孩有个"捏积",什么叫"捏积"? 消化不了就叫"积"嘛。

所以吃不吃鸡要看这个人的身体素质好不好。假如脾胃消化很好,能够吸收的话就应该吃。过去对肿瘤的预防有三五十年了,一直提均衡饮食、补充维生素D等,但乳腺癌的发病率越来越高,说明预防不能一视同仁。每个人的体质不一样,有的偏阴,有的偏阳,却吃一样的东西肯定不对,对肿瘤提倡个体化治疗,改变生活方式,如果一直经常吃肉、高蛋白、高脂肪的人就不妨吃点儿粗粮;如果一直营养不良,就需要用高蛋白的食物来补充了。

城市白领谁的蛋白质都不少,一般都是营养过剩。但阳气有限,根本就不可能用掉那么多营养。这样的人再吃鸡的必要性不大,不仅是鸡,甲鱼也没有必要。

乳房疼痛

周期性乳房疼痛:表现为胀痛、刺痛、酸痛,甚至会牵连到上臂、腋窝、肩背部,其发生与月经周期变化一致,这种疼痛属生理性。半数以上疼痛可自行缓解,与乳腺癌无关。

非周期性乳房疼痛:这种疼痛没有任何规律,多见40岁左右女性,可发生在月经周期任何时候,疼痛程度变化无常,这类疼痛多因体内激素水平不稳定所致,应引起重视,以免增加患乳腺癌的风险。

其他疼痛:肋软骨炎、胸部肌肉筋膜炎症、颈椎病、胸膜和心脏病有时也会出现胸部不适,而被误认为是乳腺疼痛,这类疼痛一般与乳腺癌没有太大关系。

常见乳腺癌的疼痛往往多见于以下几种情况:乳腺癌合并乳腺增生,疼痛是由乳腺增生所致;乳腺肿瘤压迫导管,引起痉挛,这种疼痛往往是过电似的,转瞬即逝;乳腺肿瘤侵犯胸壁、肋骨,压迫重要神经引起疼痛。

第四章　隐疾悄悄话

前列腺炎其实没那么严重

名医张凯

医学博士。北京大学第一医院泌尿外科副主任医师，专长为前列腺疾病的外科治疗、男性性功能障碍的诊断治疗。兼任中华医学会泌尿外科学分会工作秘书、男科学组委员；中国性学会性医学专业委员会副秘书长；北京市男科学会青年委员；《中华男科学杂志》编委、中华医学会泌尿外科学分会《前列腺炎诊断诊疗指南》主编、中华医学会男科学分会《勃起功能障碍诊断诊疗指南》编委。

||你知道么？

1. 白细胞多少不是前列腺炎严重与否的指标。
2. 前列腺炎不影响生育。
3. 前列腺炎是出租车司机的职业病。

佟彤笔记

和张凯做直播之前，我随手拿了张报纸，上面半版居然都是前列腺炎的广告，广告词大意是不治好的话会影响生育……张凯看了就笑，说："真该和媒体反映反映了，这个病哪有那么严重呀？"

因为与决定男性生育能力的隐私部位挨得很近，前列腺一旦出问题，病人自己就会感到紧张和难堪，这个心理恰恰被做广告的人抓到了，对前列腺炎的妖魔化、治疗的扩大化，误导着人们对前列腺问题，特别是前列腺炎的防御过度。

张凯是主持制定《中国前列腺炎诊断诊疗指南诊疗指南》的北大泌尿外科医生，很有意思的是，在他接诊的前列腺炎病人里几乎没有医生，“不是医生不得前列腺炎，而是医生知道那不是什么大毛病，稍微注意一点儿，过几天就好了。这个病倒有可能越治就越麻烦，因为很多治疗是错误的。”

一、治前列腺炎不能只看化验单

现在到处都是治疗前列腺炎的广告，给人一种印象，前列腺出了问题就是男性健康中特别严重的问题。我首先想说是前列腺炎被人“妖魔化”了，其实没那么严重。

首先，慢性前列腺炎不像前列腺癌和前列腺增生，前列腺癌和前列腺增生的诊断是建立在病理诊断基础上，比如说增生，能看到增生细胞；前列腺癌会看到癌细胞。慢性前列腺炎是一种症状诊断，指的是有骨盆区域疼痛、排尿困难或者是排尿不适的一组症状，是病人的一种感受，这种感受可能是来自于前列腺里边真正所谓的炎症，可能有些人根本就没有炎症，即便有，这种炎症也跟我们说的“发炎”和用药消炎的“炎”根本不是一回事儿。

慢性前列腺炎是以症状为特征的一组病，而不是一个病。所以症状是判断痊愈与否的重要指标。很多病人很关心前列腺液里白细胞的多少？一般我们说，白细胞应该小于 10 个。有些病人就来问我：我上个礼拜来的时候白细胞是 15 个，吃过您要的药以后现在变成了 25 个。我会反问他：你的症状缓解了吗？他却说好多了。

美国人做了一个研究，把 400 多个病人的前列腺液取了，再把他的症状进行评分，发现前列腺液里的白细胞和症状之间没有任何关系。所以我们说，拿前列腺液里面的白细胞做疗效评价的唯一标准是错误的。

规范地说，前列腺炎病人治疗的目标有两个：一是缓解疼痛，二是改善排尿。如果这两个目的达到了,即使白细胞还有一些,问题也不严重,因为白细胞的多少不能说明你前列腺炎的轻重,二者之间没有任何必然的关系。所以,不是所有的前列腺炎病人都需要治疗,偶尔喝酒、吃辣椒就会犯,这个时候注意一下,多喝点水,不用吃药可能也就好了。

目前,国外的医生写关于前列腺炎治疗的论文,已经不把化验指标当成唯一的重要数据,治疗目标就是改善疼痛,改善排尿,提高生活质量,前列腺炎这个病是个小毛病。

我们在《中国前列腺诊疗指南》里写到:前列腺炎是一种不威胁生命、不影响重要器官功能而且是一个进展性不明确的疾病。

所谓进展性,前列腺癌不治疗进展之后就癌症转移了;前列腺增生不治疗进展以后排不出尿来了,而前列腺炎的进展没有明确的恶性结果。

二、体检时发现前列腺有钙化是什么意思?

有的病人问我,体检时发现前列腺有钙化点,医生让他去做穿刺治疗,是不是需要。首先我得说,这个穿刺没有必要。前列腺里有钙化点这个是很常见的,前列腺本身发生过炎症的反应,如果没有症状的话,可以完全不管。

前列腺穿刺针对的是前列腺癌,而前列腺癌是老年人的疾病,50 岁以后这种病人很常见,50 岁以前都很少。如果这个人还是个年轻人,出于诊断目的来做穿刺是完全没有必要的。

三、治不好的前列腺炎还是前列腺炎么?

慢性前列腺炎的症状主要是疼痛,比如有尿道疼,阴茎睾丸疼,会阴疼,肚子疼,疼痛很顽固也很剧烈。这个时候需要排除几个问题。第一,不是前列腺炎?第佟彤说：北大医院泌尿外科是新中国泌尿外科事业的发源地和领导者，是由中国泌尿外科奠基人吴阶平院士于1978年亲自创立的，是这一学术领域的领军。

二、有没有可能是一种神经症？

心理科医师针对这个问题有过研究：很多前列腺炎的病人有固定的思维模式："我有前列腺炎，我疼，我疼，我是前列腺炎……"所以有时候靠普通内科外科医治疗改善不了症状，必须得有心理科的医师参与。

西方白人里有一种病，叫"间质性膀胱炎"，这种病跟前列腺炎症状差不多，现在发现慢性前列腺炎的男性里面，比如在美国，"间质性膀胱炎"中的60%都是按照前列腺炎治的，被误诊了。

"间质性膀胱炎"的疼痛跟慢性前列腺炎有一点区别的，膀胱炎主要是憋尿疼，排尿的时候也会有疼痛。如果怀疑是膀胱炎，可以进行"诊断f生治疗"。

具体的办法是把膀胱麻醉了看病人还疼不疼？这种麻醉没有任何刺激和危害，就是给膀胱灌麻药，如果灌了以后这个人的疼痛好了，诊断也因此明确，他的疼痛是来自膀胱的，肯定不是前列腺炎。

我还见过一个不到60岁的男性，2005年在一家医院做一个"疝修补"，做完手术当天尿了点血，输了抗生素以后就好了。到第二年初开始疼痛，很像前列腺炎那种疼，小肚子疼，憋尿的时候疼，撒尿、尿完以后也疼，到哪家医院都说是前列腺炎，各种抗生素都用了，不管用。

这期间他偶尔查了几次尿常规，发现有几次里面有红细胞，但是没有引起医生足够重视，到我们医院做B超看的，发现膀胱的一侧壁有点儿厚，再做膀胱镜，结果发现膀胱里有一根线，原来是做"疝修补"时把手术用的线挂在膀胱上了，他的疼痛、尿血原因在这！按照前列腺炎治肯定治不好。这些例子提示，前列腺炎并不严重也不难治，如果总治不好的话要想想有没有别的可能。

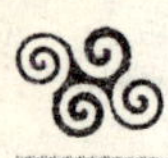

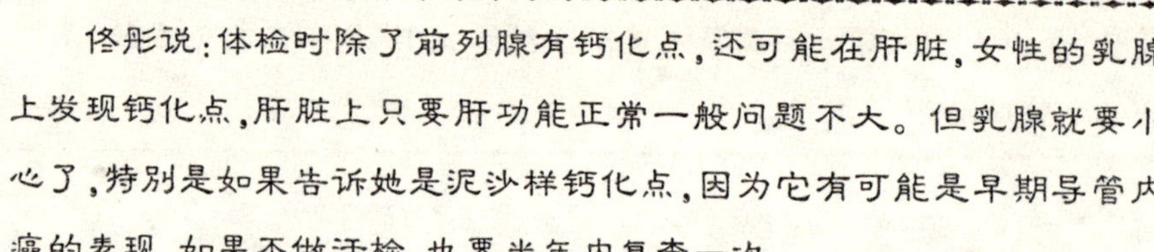

佟彤说：体检时除了前列腺有钙化点，还可能在肝脏，女性的乳腺上发现钙化点，肝脏上只要肝功能正常一般问题不大。但乳腺就要小心了，特别是如果告诉她是泥沙样钙化点，因为它有可能是早期导管内癌的表现，如果不做活检，也要半年内复查一次。

四、什么情况下前列腺炎容易被诱发?

最常见的诱因就是久坐。举一个例子，前列腺炎是司机典型的职业病。第一，白天坐一天，属于久坐；第二；不敢喝水；第三，老憋尿，因为找不到厕所；第四；晚上下了班回去放松放松，喝点儿白酒，然后打一宿麻将又坐一宿。这些原因促使前列腺炎的发生。预防也能做到：把座位弄得软一点儿，厚一点儿；经常起来活动活动；定时排尿，少喝酒。

五、前列腺炎很容易复发?

可以把前列腺炎看成是感冒一样的疾病，任何一个人感冒不可能说今天感冒之后明天又感冒了，就跟大夫说我的感冒复发了。其实前列腺炎也是，没有什么复发之说。

六、前列腺炎影响生殖能力么?

前列腺炎之所以让人紧张，就是病人担心自己会因此影响到生育。在炎症发作期间，精液的质量肯定是受到影响的，但是这种影响并不持续存在，因为一对夫妇不必非得在发作前列腺炎的时候要孩子呀！反过来如果有人问，在我前列腺炎时妻子怀的孕，孩子是不是质量不好？我的回答是：不会的！

不育的人里头有多少是前列腺炎的？这种调查统计工作没有人做，为什么？因为前列腺炎就像感冒一样，今天得了，明天可能就好了。不像一个肾癌病人或者一个前列腺增生、前列腺癌的病人，这个病老在他身上，你可以随访。一个前列腺炎病人今天是，明天就好了。所以现在没法随访，所以现在没有理由认为前列腺炎影响生育，但是，慢性前列腺炎的病人的精液质量的确会受到影响，但当前列腺炎好了之后还可以正常地生育。

至于是否影响性功能也是一样，前列腺炎时很疼痛，很紧张，性功能自然就会受到影响，这不奇怪，得了感冒不也一样影响么？但等好了以后就没事儿了，最多会有一些心理负担，也可以通过用药帮助恢复。

七、经常有血精是前列腺问题么？

95%的血精都是炎症造成的，主要是生殖道的炎症。而且绝大多数病人都是可以自愈的。但如果是老年人有血精的话就得警惕，有可能是前列腺癌。可以用点儿消炎药、抗生素，如果不用，慢慢地自己也会消失的。

有些病人不相信，说我上次是鲜红的血精，这次变黑色的了，可见没有消失。这是正常的，因为血液出来以后，储存在精管里，不可能一次都排下去，一开始是红色的，慢慢就变成黑色的，再变成棕色，慢慢地就没有了。一旦有一个什么刺激，可能又出一次。这种刺激最常见的就是喝白酒。

我们有几十例顽固的血精病例，常年治不好的，发现这些病人都有一些特点，首先是耐药细菌感染，大概占了1/3，这种耐药细菌感染比较难治。还有一种就是先天性的异常，比如前列腺里有囊肿，或者是射精管有囊肿，精囊里的液体因此排不出来，也不容易消散。还有就是精囊壁增厚，可能是长期炎症造成的后果，最后会造成精囊的病变，造成排出的不流畅，发生炎症以后就很难消散。

这些都是极少数的病人，大多数病人都不用治疗，回去休息休息，不喝酒，不吃辣椒，避免所谓的能“上火”的因素，其实药物并不是唯一有效的。

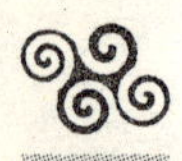

八、治前列腺炎一般花多少钱?

治疗的效果因人而异。一般来讲,多数病人一个月左右都能治好,按照我们制定的规范指南来做的话,一般一个月花一两千块钱就足够了。

还有一个特别有意思的现象,在我们接诊的前列腺炎病人里没有医生,不是医生不得前列腺炎,而是他知道那不是什么大毛病,稍微注意一点儿,过几天自己就好了,这个倒有可能越治就越麻烦,因为很多治疗是错误的。

前两天我看了一个病人,前列腺炎本来不重,但是他去的那家医院给他做了前列腺炎局部注射。前列腺是分泌前列腺液的,前列腺发炎症后前列腺液的排出就不通畅。局部注射的药物一般都是激素、麻药、抗生素,就像给前列腺打"封闭"一样,打了肯定不疼了,但时间长了可能造成危害,因为很可能把前列腺导管堵上了,里面的东西更排不出来,症状就更多,这个病人就是,打"封闭"的次数太多了,前列腺都打硬了。所以我说,不是前列腺炎影响生育,而是治疗不合适影响了他的生育或者是加重了他的症状。

治疗前列腺炎最常用的药有三类:一个是抗生素,一个是叫阿尔法受体阻断剂,这是很少用来治疗前列腺增生的一种药,但是能松弛尿道、缓解疼痛,第三种叫非甾体类抗炎药。

我有一个病人,前列腺炎四年,大概是一两个月发作一次,在很多医院都治过,每次都是吃点儿药,不彻底。我和专门搞抗感染的医生一块儿给他治,首先是规范化诊断,得查清他是不是细菌感染,这个细菌来自于哪。最后发现,他的确有来自前列腺的细菌,这种细菌还有耐药性,我们根据细菌培养的结果选了两种抗生素,吃了六个星期治愈。我们在《指南》上面写得很清楚:一定要吃六个星期的药,而且要口服。

这个病人疗效特别好,每两个礼拜做一次前列腺按摩,他没结婚,平常射精可能也比较少,按摩等于人为地帮他把前列腺液挤出去,现在效果非常好。

抗生素的问题我想重点说一说,用抗生素一定要规范,慢性前列腺炎可以用抗生素,必要时可以根据细菌培养的结果来选择。第二,虽然没有细菌，但是前列腺里白细胞的病人也可以试用抗生素，但试用的时间不能长。我们《指南》里很强调一点，没有必要输液！口服抗生素一个月几百块钱，大输液一天就得上百，没有必要花那么多钱。另外，没有人敢保证输六个星期的抗生素会有什么问题，但六个星期口服的抗生素，一般不会有什么新的问题，是安全的。

佟彤说：一般大城市的三级甲等医院里都有"感染科"或者叫"抗感染科"，一般难治性的感染都会求助于他们，对于各种抗生素治疗不见效的感染性疾病，可以通过细菌的培养，找出能杀死顽固细菌的药物，使抗炎治疗更加有针对性。

结婚久了都会"性冷淡"？

名医白文佩

医学博士，北京大学第一医院妇产科副主任医师、副教授，硕士生导师。1990年毕业于北京大学医学部医疗系，从事临床工作12年，是卫生部新药审批基地的主要成员之一，多次组织并参与临床和基础科学研究。专长于妇科，熟练掌握宫腔镜、腹腔镜技术，擅长妇科内分泌疾病的治疗。

||你知道么？

1. 全世界范围内女性的性冷淡平均发生率是10%～50%。
2. 子宫全切甚至卵巢切除，并不直接影响性欲。
3. 自我评价过高也会导致性冷淡。

佟彤笔记

有人做过不记名的问卷调查，结果显示：中国女性性冷淡的发病率非常高，在白领人群中，甚至达到了70%。这显然是一个已经严重影Ⅱ向了生活质量，但又确实难以启齿的普遍问题。

所以，关于性冷淡的这次直播备受关注，但很多网友在开播之前就替医生给出了答案：性冷淡是因为彼此没有新鲜感了。

专业于妇科内分泌的白文佩医生也没否定这个答案，因为子宫卵巢的切除并不会导致性冷淡，性激素的高低也和性冷淡没直接关系，除了能帮助病人改变肌肉状态，提高性快感的那套局部锻炼体操，真的想使爱激情洋溢，可能还得靠当事人自己努力。

一、什么情况才算性冷淡？

性冷淡是民间的一个俗称，从学术角度，规范地说应该是“性欲低下”。

女性性功能障碍包括很多方面，比如性欲低下、性兴奋障碍、性高潮障碍等等。性欲低下在女性性功能障碍当中，确实是“龙头老大”，是女性最普遍、最集中发生的问题。它发生以后，会有一系列问题相继发生，诸如性兴奋障碍、性高潮障碍等等，都容易伴发了，所以性欲低下，或者说性冷淡，是个值得注意的核心问题。

先来看看性欲是怎么回事？

性欲是指在刺激下发生想要进行性生活的冲动。刺激以后发生的性生活冲动，是人自然、本能的行为，一旦它出现病态，比如说性欲低下发生了，而且是反复地、持续地没有性冲动，没有欲望，或者说这种冲动程度很低，这就是病态了，我们就可以诊断为“性欲低下”和“性冷淡”了，这种问题女性比男性更多见。

有人会问，这个病有客观指标吗？怎么知道自己是性冷淡了？如果是糖尿病，病人自己会经常感到口渴、消瘦，去医院一查可以发现指标异常，但是性冷淡这个有指标吗?

确切的指标还真没有,我们要诊断这个疾病,主要是根据病人的主观感受和体验。

二、哪种人容易得性冷淡?

对女性性冷淡的调查数据显示,全世界范围内女性的平均发生率是10% ~50%,显然是个很普遍的问题了,40 岁以上的人就更容易出现。

大家会关心,受教育程度会不会影响到性欲呢?目前也没有具体的数据可以证实,但是从临床工作当中我们发现,随着知识层次的增高,可能会发生一些两极分化的现象:有一部分人性欲就低下了,可能受到很多方面的影响;而有的人却更能享受性生活了。总之,很多方面的因素都在影响着女性的性欲,很难说单一的因素。

家庭的背景和受教育的背景很有影响,比如说,她认为性行为是不干净的,心里有一种抵触,好像不正经的人才干这种事,情绪上、精神上、身体上有这样禁锢的话还是会受到影响。

三、结婚长了之后必然出现性冷淡么?

有研究表明,性关系时间长就会影响性欲和性满意度,但性关系时间长并没有什么错误,关键是怎样给性关系注入活力,这很重要。如果男女双方都渴望改善相互的关系,就可以想出各种各样的方法,去改进这件事情,让伴侣双方都觉得这件事情非常享受。

有文章说,影响女性的性欲、性满意度主要来自几个方面:第一个是自我评价高不高。如果一个人自我评价就很低,平时就非常自卑,性欲就会低下;第二是健康的状况,我们提到一些疾病会影响到性欲,身体状况好,身强力壮的自然性欲正常。

同时要看他们是否渴望改善伴侣的关系,如果有这种愿望,就可以改善性欲。还有一个,既往的性经历好不好,如果有良好的性经历,对性欲有促

进的作用，反之就会影响她的性欲望。

性伴侣的表现也很重要，这个表现其实也是两方面：一个是她对伴侣的评价怎么样，她觉得他表现好或表现不好是她说的算，如果对他的表现不满意，这事就不好了。如果对方真的表现不好，也是影响性欲的因素。所以，主要来说可能还是心的作用比身体的作用更大。

四、性冷淡与激素多少有关系么？

性冷淡的发生与体内激素确实有一定的关系，但关系最密切的应该是雄激素。女性的雄激素在 30 岁到 40 岁之间就开始走下坡路了，这种情况下，确实会影响到性欲。

雄激素对于人的情绪、动力来说，有一个让你显出干劲、动力、活力的作用，虽然是男性身体中的激素，但女性体内也有，在女人的生理过程当中，扮演着使人激情洋溢的角色。

雌激素在整个性欲产生的过程中，并不特别重要。但是卵巢早衰、更年期女性，也许会出现I生欲问题。比如说卵巢早衰的妇女，夜里睡不好觉，总会起急，她怎么会有好的性欲呢？但那不是直接的影响，是激素的变化先影响到了身体状态，状态差了再影响到性欲。

五、哪些疾病、哪些药物会影响性欲？

糖尿病、肾功能衰竭，神经系统的多发性硬化症，当然还有卵巢衰退，包括卵巢早衰，还有更年期、高血压也会间接影响到性欲问题。

但是，有的人得一种病没影响，有的人就会有影响，这就是个体差异。有影响的那个人可能认为，这个病给她带来非常大的影响，早早就在心里有了阴影，担心会发生意外的事情，这就使大脑皮层受到抑制，行动变得拘泥、抑制，性欲也自然减弱了。

一些抗抑郁药、镇定剂、避孕药，也都有可能影响到体内的神经递质，影响情绪的反应，继而影响到性欲。

特别需要提示的是，很多人一听是肾虚就吃“六味地黄丸”，但“六味地黄丸”是补肾阴的，不是补肾阳的，很多性欲亢进的人因为是阴虚火旺，所以才用“六味地黄丸”加知母、黄柏而成的“知柏地黄丸”治疗的，和治疗性冷淡的药物性质正好相反。

佟彤说：性冷淡在中医里多归结为“肾阳虚”，肾阳是人体一身能量根源，能量不足当然功能不足，性功能便是其一。人精神头儿不够的时候，做什么事情自然都打不起精神。这种人会比其他人怕冷，手脚经常是冰凉的，即便夏天也不例外。所以，中医治疗性冷淡，除了药物之外特别主张增加运动锻炼，就是自己去振奋阳气，通过提高体质，调遣自身的活力，如果用中药，应该是“金匮肾气丸”为基础加减。

六、子宫全切，卵巢摘除手术会影响性生活吗？

子宫全切是女性很普遍的一个手术。对做过子宫手术的女性的性功能做过调查，大多数的数据显示是没有影响的，但落实到每个个体时，好像影响还挺大。我想主要是心理问题，因为子宫是没有分泌功能的，切除它不会影响女性的内分泌，而且，即便是和内分泌有关的卵巢，切除了也应该对性欲没太大影响。

前面说过，女性体内的雄激素在女性的性欲当中扮演着很重要的角色，它从哪儿来呢？一个是从肾脏上面有一个三角形的器官，叫肾上腺；还有就是卵巢，都能分泌雄激素。肾上腺分泌的雄激素大致占到总体雄激素的75%，卵巢分泌的雄激素只占25%，所以是次要的，即便把卵巢切除了也没有多大关系。

顺便介绍一下，并不是说分泌多少雄激素就能起多大的作用，有超过95%的雄激素是被结合的，被结合以后就变得很“懒惰”，需要的时候放出来一点，只有游离的雄激素才能够对性欲起作用。去医院检查时查的雄激素，就是总体的雄激素，并非游离出来的那部分。

七、女性冷冷淡有药可治么?

到目前为止,美国的药品食品管理局和中国的药品食品管理局都没有批准任何一个药物能治疗女性的性功能障碍。文献上我们只见到这样的报道:治疗男性性功能障碍的药物,对于女性性功能障碍也是有一定作用的。

刚才说到雄激素的问题,有的人也试着用雄激素治疗女性的性功能障碍,雄激素对于女性而言应该是一个比例比较低的性激素,到底用多大的剂量合适,什么途径合适,现在都在探索阶段,理论上说,雄激素对于雄激素低下导致的性功能障碍,还是有效的。

八、没有性生活可致性器官萎废?

生物界有这样的规则,"用尽废退"。不用就退,就萎缩了。持续没有性生活的话,狭义来说会影响到生殖器官,尤其是外生殖器官的萎缩。我们在临床上也见过这样的病人,其实才40多岁,就是因为数年都没有性生活,检查阴道时发现弹性很差,分泌物也很少,检查起来也非常疼,有这样情况的人你问她,她肯定会说很多年没有性生活了,"不用"自然会导致器官的萎缩。

从大的方面看,缺少性生活会影响到情绪。因为在性生活当中,整个人会被调动起来了,大脑皮层会兴奋起来、活跃起来,像脑啡肽、内啡肽,让人很舒服、很高兴的、很愉悦的神经递质分泌都旺盛了,整个人的活力就会焕发出来,所以,保持适当的性生活会让人显得容光焕发。

即便有年龄带来的身体的衰退,但保持规律的性生活,仍可一定程度地减缓激素低落带来的器官萎缩。

九、年轻漂亮的女性,为何也性冷淡?

这和年轻漂亮女性的自我评价过高有关。如果她自我感觉总是很好,对对方也会造成压力，对方表现的好她也视为不好。

有这样的理论认为：过度的自信和清高会影响性欲。因为她觉得谁都攀不上她，她也自然不会渴望去改善双方的这种关系。

表面上看，这样的人可能非常自信和孤傲，其实内心是反的，那是她很自卑的另一种表现。

十、如何使生育松弛的肌肉复原？

阴道分娩以后，盆体的结构会发生一定变化，打个比喻，吹气球吹得膨胀起来之后把气撒了以后，这个气球就囊了。生完孩子也有这样的道理，盆腔的结构仍旧是完整的，但是松软了，没有以前那么有劲儿了。即便是剖腹产，随着年龄的增长，激素水平的低落，一样会松弛。

很多妇女在产后可能也没有特别注意做锻炼，以恢复肌肉张力，所以就难以感受性交带来的快感了，最严重的还有尿失禁的问题。

还有是产后哺乳，会引起体内激素水平的变化。比如说哺乳的时候雌激素很低，性交的时候会感觉疼痛。这种疼痛会有一些恶性的刺激，她会觉得性交怎么跟原来感觉都不一样了。这种不良性交的感受会影响到以后的发挥。

大概在半个世纪以前就提出来了一种特殊的锻炼方法，可以锻炼盆腔肌肉，使之恢复到以前状态。

刚开始做这种训练的时候，可以站起来，把手放在下腹部，用手感受下腹部的软硬度，然后保持这种软硬度，去收缩你的肛门、尿道那个地方的肌肉。要把全身肌肉放松，有意识地去收缩那部分的肌肉，就是像平时憋尿憋尿的那种感觉。

注意！憋的时候一定要想着把腹肌放松，大腿的肌肉都别跟着一块紧张，这点特别重要。

有意识地收缩半分钟，放松半分钟；早上做10次，晚上做10次。锻炼是必定会让肌肉发达起来的，大家健身一般都是举举哑铃、跑跑步，这种肌肉很少得到锻炼的机会，生育之后的妇女应该对自己的这部分肌肉有所侧重地关照一下。

需要杜绝一些不正确的锻炼方法，有人会一提肛就收腹，收腹就会让腹腔的压力更大，反倒会让应该锻炼的肌肉更松弛了。有的人说她练得肚子都疼了，怎么还没有效果啊？这就说明她练的方法不对，不是练腹肌，所以不该肚子疼的。

有意识地这样锻炼一段时间，等到能够很自主去控制特定区域时，就不需要把手再放在下腹部了。

看电视时、做饭时，或者在办公室坐着时，都可以锻炼，记住要保持其他肌肉全部放松，只收缩盆体的肌肉就可以。

这种锻炼百益无一害。一般练一个月，70%的人，如果是轻度的尿失禁，轻度的盆腔脱垂，症状就可以完全消失。

需要注意的是，症状消失以后，不能就放松了，不练了，如果不练，过两天症状会又出来了。因为毕竟随着增龄，肌肉还是趋向一个越来越松弛的状态，所以这种锻炼应该坚持，养成习惯，对性生活来说会非常有益处。

十一、性交疼痛是病态么？

一般来说，导致性交疼痛有两方面因素，一个可能是精神方面的因素，一个是躯体方面的因素。躯体方面的因素可能占到更大的比例，首先说一些炎症，最常见的阴道炎症，像霉菌性的阴道炎，有的人在一辈子当中反复发生。

如果患了霉菌性阴道炎，性交时肯定会感到火辣辣的阴道疼痛，因为霉菌把阴道上皮破坏掉了，所以性交的时候会感到非常疼而且干涩。一些萎缩性阴道炎的病人，是因为岁数大了，这部分器官萎缩、弹性下降，分泌物减少，自然也会造成性交疼痛。

还有一些盆腔器官的疾病，比如说子宫内膜异位症，腺肌病，都是育龄女性非常常见的疾病。一些盆腔的炎症都可能造成疼痛。你想想看，肚子里有一个血包，它不会孤零零地待着，肯定要粘黏它周围的组织，它里面也出血，所以动一动就会疼。包括去医院做妇科检查时，如果盆腔有炎症，一碰也会疼。还有一些少见的情况，比如说阴道的畸形，也会引起性交痛，所以需要去医院检查一下。

这种病和两个日常环节有关：一个是裤子的裤裆过瘦过短，布质是化纤的，透气不良，局部总是处于温热、潮湿的状态，霉菌在这种环境下最容易生长；另一个是自己或者家人有足癣、灰指甲，它们也是霉菌感染引起的，如果用同一个盆来洗袜子和内裤，就相当危险了，有可能造成霉菌的交叉感染。

十二、性生活时阴道分泌物少怎么办?

分泌物少主要是性刺激不够。性刺激是特别特别重要的，充分调动起来分泌物就充足。遇到这种病人，我们有时候也开一些处方，比如说石蜡油，增加润滑，但那是辅助性的，更重要的还是爱人之间的调遣。

佟彤说：霉菌性阴道炎是常见的妇科问题，得了这种阴道炎的人白带会变得像凝乳一样而且外阴及阴道有灼热瘙痒的感觉，性交时也会很疼，因为阴道的上皮细胞已经被霉菌破坏了。

反复发作的泌尿系统感染怎么办?

名医侯芳

北京大学第一医院抗感染病房副主任，副主任医师。任中国毒理学会理事，中国毒理学会临床毒理专业委员会副主任委员兼秘书。从事抗感染专业近20年，主要研究领域为抗感染药物的临床药理研究、抗感染药物化疗及合理使用、感染性疾病的诊治以及多种抗感染新药评价工作。

||你知道么?

1. 尿中查不到细菌并不意味着没有感染。

2. 泌尿系感染反复发作,一般是因为感染了耐药菌。

3. 肾炎比肾盂肾炎更复杂,难治。

佟彤笔记

80%的女性,一生中至少有一次泌尿系统感染的经历。

这么普遍的发病率显然也提示这个病不是个大问题,但它的反复发作却让专业医生也挠头得很,因为细菌早就被滥用的抗生素培养出对付医生对付药物的耐力了。

医学界流行一句话说,在美国买枪很容易,但买抗生素却很难,而中国正好相反。世界军医会议召开期间,美国陆军卫生部长问我国的一位博士,听说第三代头孢在中国谁都可以买,到处可以开,在美国这是不可能的。

以前采访过一个抗感染专家,她参加国际上的一次抗生素会议时,鉴于中国抗生素的滥用和耐药性,大会特意在会刊中给中国发了个“号外”。抗生素滥用的结果就是培养出了细菌强大的耐药性,这也使并不复杂的泌尿系统感染治疗起来非常复杂。

一、上、下尿路感染哪个更严重?

泌尿系感染包括有上尿路感染和下尿路感染。

上尿路就是我们大家所知道的肾脏和输尿管,下尿路就是膀胱和尿道,通常说的“泌尿系感染”包括这两部分。

泌尿系感染中,下尿路感染是最多见的,一开始发作都是从下尿路感染开始的,比较明显的是膀胱炎、尿道炎,病人会觉得尿频尿急,每次可能也尿不多,但又觉得尿不净。有的病人会觉得尿疼,排尿的时候觉得火烧火燎的,甚至尿血,也有的人初发表现就是尿血,这些都是由于细菌在膀胱里繁殖,引起的膀胱刺激症状。

做尿常规检查时，会发现尿里有红细胞和白细胞，白细胞比较多，甚至几个、十几个、几十个。有白细胞的情况下，尿里也可以出现蛋白，这就需要到医院就诊。

上尿路的感染表现要比下尿路感染症状严重一些，上尿路感染可以表现为发烧、寒战、腰疼，因为是肾脏的感染，感染的细菌可以顺着输尿管通到膀胱，也可以同时伴有尿频、尿急、尿疼这些尿路刺激症状，治疗也比下尿路感染的时间长一些。

佟彤说：我有个表姐，有一次突然尿血，疼得也很厉害，来势汹汹的，她自己也很害怕，结果到医院一查就是个泌尿系感染，点了两天点滴就好了。医生说，倒是那种没什么感觉就能发现在尿血的，年岁大的人，危险就大了，要想到会不会是泌尿系统肿瘤，比如膀胱癌、肾癌、输尿管癌、前列腺癌等。其中膀胱癌是头号杀手，排尿全程都能看到血尿，特别是当排尿到最后时，血尿会加重。

二、肾炎比肾盂肾炎要难治

肾盂肾炎是细菌在肾盂处感染引起化脓性炎症。起病急，发烧可达38～39℃，病人尿频、尿痛、尿急，化验尿中可以看到大量的脓球，一般是下尿路感染慢慢延续而成的，用抗菌消炎药就能及时彻底治疗。

肾炎就相对复杂了，是发生在肾小球的一种弥漫性、非化脓性炎症，和免疫系统有关，全称是“肾小球肾炎”，是感染了链球菌以后，身体对链球菌毒素产生的变态反应引起来的。

得肾炎以后，会出现尿少、血尿、蛋白尿、浮肿和高血压等表现，病情较重，对身体危害大，没有特效治疗方法，如治疗不及时或休息不好容易转成慢性肾功能衰竭。

佟彤说：孩子嗓子发炎、扁桃体炎化脓一定不要忽视，因为这些急性咽喉感染之后，有23%～75%的会带出肾炎，很多家长在回忆孩子得肾炎前的情况时会想起，"确实感冒过一次"，"嗓子发炎过"。扁桃体炎常常是链球菌引起，因此和肾炎有关。

肾小球肾炎与肾盂肾炎的化验指标区别：

肾小球肾炎：

1. 血尿阳性，红细胞位相检查呈肾小球源性；
2. 高血压；
3. 水肿；
4. 尿量减少甚至无尿，每日尿量少于800毫升；
5. ASO升高，C3和总补体下降，其他免疫学检查亦可异常；
6. 部分患者尿蛋白阳性；
7. 肾穿刺病理检查可以作为确诊依据。

肾盂肾炎：

1. 尿常规异常：尿蛋白阴性或者微量；
2. 尿白细胞明显增加；
3. 尿细菌培养阳性，尿沉渣可以在显微镜下发现细菌；
4. 亚硝酸盐试验阳性。

三、尿蛋白有"＋"意味着什么？

在感染的情况下，比如有尿路感染，化验异常时，蛋白就可以是阳性，有加号。如果你没有这些感染的体征，尿里面也没有大量的红白细胞，但还是出现蛋白，就需要到'肾内科进一步检查，查一查有没有其他肾脏疾病引起尿里的蛋白增高。

四、泌尿感染会导致肾功能衰竭吗？

肾盂肾炎如果一开始不注意或是治疗不当，会造成疾病反复发作，会有型数病人引起肾功能的损伤。

肾脏功能受损初期是可以代偿的，但是随着病情加重，肾功能不全逐渐趋展，到最后没有代尝功能了就是“尿毒症”，到那时可能就需要做透析，肾移植。

由泌尿系感染发展成的肾功能不全乃至尿毒症的机会不多，除非合并一型复杂的情况，比如说膀胱输尿管返流，有一些畸形 j 梗阻，造成反复的炎性、感染会影响到肾脏的功能。

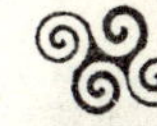

有人做过调查，百分之二十几的尿毒症原因是尿路感染，是肾盂肾炎。萋际上他们也做了一些分析，在这些病人中，单纯因为感染造成的很少，大部廾病人都有先天畸形的情况。

肾脏下面连着输尿管，输尿管再连到膀胱，膀胱下面再有一条尿道一直遁到尿道口，排尿的时候是通过这样的通路把尿排出来。

正常情况下，输尿管是插到膀胱内壁里面去的，不会倒着流，如果这个剖位发生异常情况，尿液就会往回走，这时，如果膀胱里有炎症，就会造成肾朋的逆行感染。

还有一部分可能是血型来源的，是其他部位的感染，比如皮肤软组织的感染，通过血流运到肾脏，引起肾脏感染。

五、怎么让泌尿感染少发作？

泌尿系感染之所以女性多发，就是因为女性的尿道比较短而宽，和周围的阴道、肛门离得很近有直接关系，这种解剖结构使细菌容易侵人，逆行到尿道和膀胱里。

如果这个人抵抗力降低，比如说劳累就是很典型的诱发因素。很多病人犯病前一直在加班，或者突然受凉，这些都会使抵抗力降低，引起泌尿系感染发作，如果再逆行到肾脏，就会引起肾脏感染了，就可以是肾盂肾炎。

预防泌尿系感染除了防止过劳之外，卫生习惯也很重要。现在一般大城市里面的卫生状况都好了，但是有的人还是存在一些误区，有的人不太讲卫生，并不是每天清洁；还有一些人是太讲卫生了，也会造成细菌感染。比如有的人是盆浴，坐盆洗。

可以想象一下，阴道、尿道、肛门的细菌都在这个盆里，很有可能把肛门的细菌传到尿道，觉得是在讲卫生，其实是传播污染物。

还有性生活后的感染也占很大比例，临床上也碰到过这样的病人，病人跟我说，因为这个病影响夫妻感情，因为一同房完了以后就犯泌尿系感染，心理上首先就畏惧这件事情。

这可能和同房时的局部卫生有关系，还有性交的动作，有助于把细菌从周围推进到尿道里，引起炎症。所以同房前男性也要局部清洗，如有包皮过长或者包茎的情况，尽可能地去就诊，看看需不需要手术处理。因为在包皮下面是藏污纳垢的地方，可以引起妻子妇科的炎症，也可能引起泌尿系的炎症。

女性最好在性生活以前排空膀胱，清洗，性生活以后也应该马上去排一次尿。有时候我会建议病人，在性生活之后可以就服一个剂量的抗生素，不用吃很长的时间，如果有一点细菌的话，抑制住了就可以了。

佟彤说：大医院可以做一种“L细胞培养”。在普通培养条件下长不出来的细菌在那种培养中可以发现，症状严重但始终培养不出细菌的泌感病人可以去试试，找出到底哪种细菌是罪魁，北大医院就有这种项目。

六、反复感染，但尿里为什么查不出细菌？

感染发作的时候，我们会给病人做“尿常规”和“尿培养”的检查，但有些病人可能一次查“尿常规”没发现有什么问题，“尿培养”也一样。本身

“尿培养”的阳性率不是100%，包括所有的感染培养率都不是100%。造成这个结果有一些原因，比如说像尿路感染的病人，在发病以后在家吃了两片“氟哌酸”，或者吃了两片“诺氟沙星”，第二天来看病时做“尿培养”，这个时候就会阳性率大大地降低，但其实是“假阴性”，应该是有细菌的，但是用了抗生素所以已经抑制住了。

一般来说，如果是初发的情况，有条件的话尽快到医院就诊，最好在用药之前做化验检查，然后再服药，这样培养出的阳性率会高一些。

另外，如果是反复发作，症状时好时坏，正吃着药，症状不是特别重，又没有高热、血象高，只是一些尿路刺激症状，这种我们会建议病人停药，停五天到一周，至少三天以上Ⅱ巴，等它药物都代谢了，再在尿里看看能不能培养出来细菌。因为你用着药，细菌受抑制，培养时就长不出来。

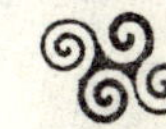

有的病人是看急诊，急诊一般没有这种条件，可以就先进行经验性治疗，就是根据医生的经验判断最大可能是什么细菌，选择一个能覆盖你这个致病菌的药物，救急。

七、泌尿系感染时哪种抗生素有效?

泌尿感染的病原里，细菌占绝大部分，所以可以用抗生素来治疗。抗生素的选择，要看是上尿路还是下尿路感染？是单纯性的感染还是复杂性的感染？是初发的还是复发的？情况都不一样。

比如一个单纯的、初发的感染，多半是敏感菌感染的多一些。比如单纯的膀胱炎，属于下尿路感染，可能就用复方新诺明，阿莫西林，沙星类抗生素，第一代头孢，比如头孢拉定可能都会有效。

如果是反复发作的泌尿系感染，可能相对耐药菌的感染多一点。导致尿路感染的大部分是大肠杆菌，占到80%以上，其他还有比如说变形杆菌、葡萄球菌。现在我们在做的耐药菌监测的情况来看，大肠杆菌对很多药，特别是我们原来对泌尿系感染有效的“沙星类”药，耐药率已经高达60%以上，所以一般像这种反复发作的，通常不太建议吃“沙星类”的药了，可以选择其他类的药。

有一种大肠杆菌,对绝大部分的抗生素都耐药,只有几类药有效,都是抗菌作用很强的药物,价格也很高,像"泰能",这种大肠杆菌只对这类药才敏感,其他的药,包括三代头孢都是耐药的。

如果是反复发作的,我们建议病人去做"尿培养",查明引起感染的细菌再做药敏实验,根据实验结果选合适的抗生素进行治疗。

大家很关心抗生素治疗的疗程问题,国际对尿路抗感染的治疗指南上,有主张单剂疗法的,也有主张三到五天或者是一周疗法的。

一般来说,用五天到一周的疗程可能更合适一些。对于复发的病人,用单剂疗法的比如三到五天的疗程治疗后,复发的机会可能相对多。

儿童泌尿系感染尤其是初发的,抗生素治疗效果非常有效,可能吃一两次症状就缓解了,但即便在这种情况下,我们还是希望巩固一下治疗。不要刚一好就停药,这样的话有可能细菌没有被完全杀死,还会引起复发。

没性乱也能得性病?

名医任翊

北京右安门医院传染病专业副主任医师,北京大学医学部博士。

||你知道么?

1. 一次无保护性性交的感染概率为:尖锐湿疣30%左右,衣原体、支原体感染20%左右,梅毒40%~50%。

2. 尖锐湿疣的病原体是"人类乳头瘤病毒",感染到面部时叫"扁平疣",感染身上时是"瘊子",感染生殖器部位时叫"尖锐湿疣"。

佟彤笔记

有个朋友曾经托我给她的爱人找医生，为了看性病。当时就把我吓了一跳！他们是非常本分的夫妻呀，怎么可能得性病？她哭笑不得地说，确实是“尖锐湿疣”。

好在她爱人很快就被治好了，也没再复发，医生的解释是，这病人是个干净的倒霉鬼，就喜欢蒸桑拿，可能一屁股正好坐在感染者坐过的椅子上了，桑拿房那环境太适合病毒生长了……

从那件事我才开始相信，性病还真的未必全是因为性乱！那些长在脸上、身上的“扁平疣”和性病中的“尖锐湿疣”感染是同一种病毒，“扁平疣”里的病毒完全可以传染到性器官上，造成让人羞耻的性病。

任医生的这次直播确实保护那些无辜者的清白，但是，他给出的另一组数据却足以让心怀侥幸的不轨者震撼：一次没带安全套的性活动，感染性病的概率可以达到50%！

一、一次无保护性交感染的危险有多大？

一次没有保护的性暴露，也就是说，没采取避孕套之类的隔离措施就进行性交的话，如果对方是梅毒感染者，没保护者的被感染的几率就有40%。

梅毒第一期的时候，梅毒量很大的时候，被感染的几率会很高，一般认为八个梅毒螺旋体就可以造成一次感染，如果对方有这种排毒现象，接触一次基本上就被感染了。

使用避孕套和不使用避孕套，被感染的可能可以差10～20倍，所以才会反复强调戴避孕套可以减少感染。

但是感染也不可能到零，因为在避孕的时候也有10%的失误率，比如说脱落、破裂。如果你能够保证性交完之后，检查避孕套很完整，而且对方的体液也没有粘到自己的黏膜上，而且你的黏膜、皮肤也是完整的，没有破口的，这样才能保证安全。

我有一个病人很年轻,20多岁,而且是异性性行为,据他自己说他就一次没有戴避孕套,结果就被感染了。

感染率对个体没太大意义,对于个体就是“无”或者“有”,就是“零”和“百分之百”的差别,有鲜活的个案摆在这儿了,没有侥幸可言的。如果一定要发生性行为,就一定要用避孕套。

2005年美国的一个调查,公布的数据是一次性暴露之后感染艾滋病的数据,当然前提是对方是艾滋病,是无避孕套保护的。

结果显示:口交,插入方是万分之零点五,接受方是万分之一;阴道交,插入方是万分之五,接受方是万分之十;肛交,插入方是万分之六点五,接受方是万分之五十。接受方都比插入方被感染的机会要高很多。

淋病感染也同样,插入方有20%到30%的感染几率,而接受方可以达到60%到80%。道理很简单,接受方在无安全套保护的前提下,接触的量很大,而插入方相对暴露的量较少。

一般的情况下,单次暴露的感染概率为:尖锐湿疣感染30%左右,衣原体、支原体感染20%左右,梅毒感染是40%~50%。

按此估算,中国有500万至1000万男性同性恋者。这是中国官方首次向世界公布有关男性同性恋人数及艾滋病感染的数据。

佟彤说:中国政府卫生部门进行的一项最新研究调查显示,处于性活跃期的中国男性同性恋者艾滋病感染率约达1.35%,在中国艾滋病高危人群中居第二位,仅次于吸毒。这与男性同性恋者多性伴侣、安全套使用率低有关。

二、如果被感染艾滋病,多长时间能查出来?

从艾滋病感染的病程来看,感染之后,几天到几周,病毒量开始大幅增高,病人也会出现病毒感染相应的症状,比如发烧、乏力,跟我们感冒时一样的。过一段时间这种症状就完全消失了,实际上人体的抗体开始产生了。

现在有几种方法可以检测到这种病原体，一个是查抗原，一个是查感染后机体产生的抗体，还可以查病毒载量，也就是说它的 RNA 定量检测。

目前检测的病毒载量敏感度达到50个，只要每毫升血浆中有50个 HIV 病毒就能查出来，已经很低了，但是也有假阴性的时候。

艾滋病治疗达到的目的就是对艾滋病病人的病毒进行控制，使其小于最低检测值。经过抗病毒治疗，病人身体里还有艾滋病病毒，但是血浆中的病毒载量已经小于检测值了，病毒都藏在细胞中，病毒载量所谓的阴性，但并不代表你就没有 HIV 病毒了。

人体抗体的产生，差不多三周左右。但不同的人肯定有产生快的和产生慢的，因为每个人的免疫机能不一样。快的可能两周，慢的可能 12 周。通过大量的临床观察，目前把窗口期定为 3 个月。但是我们的试剂是在不断地进步的，也许不久会把窗口期缩短到 6～8 周。但是目前认为 6 周的抗体检测可靠性约为 80%，12 周时接近 100%。

医生是根据你性暴露的危险程度，戴没戴避孕套，根据目前当地感染的人群分布，根据你暴露时间的长短，结合抗体检测的时间和结果做出临床判断的，所以要相信大夫的专业水平，不要自己瞎猜，因为医生的专业知识也是根据不断的时间变化而不断更新的，自己纠缠于 6 周还是 3 个月、6 个月没有意义。

有病人问我，他没戴避孕套和一个性工作者发生了性关系，当然他是主动者，但时间很短，他担心是不是很危险，显得很紧张。

我只能说难说了，先要看看对方有没有病，对方没有病的话怎么着都没事。对方有病的话，你怀疑有艾滋病就只能去检查了，6 周以后到当地的各大医院进行艾滋病的筛查。

窗口期

从受到艾滋病病毒感染，到体内产生出艾滋病病毒抗体，这一段时间称为筒口期。在窗口期内，艾滋病病毒感染者的血液检测查不到艾滋病病毒抗体，结果呈阴性。窗口期的长短个体有差异，一般两周到三个月，我国目前各疾病控制中心普遍认可的窗口期是三个月。在窗口期虽测不到 HIV 抗体，但体内已有 HIV，因此窗口期同样具有传染性。

三、什么样的医院能做出权威诊断?

按照国家的法律,很多的二级甲等医院都可以进行初筛实验,现在是北京市疾病控制中心有权出具确诊报表,艾滋病人拿着这个确诊证明,之后就可以到医院建病例,可以经医生评估后领取免费的药物。

四、没有性乱也能染上性病?

首先需要说明的是,性病不等于性乱!

就拿尖锐湿疣来说,尖锐湿疣的病原体是"人类乳头瘤病毒","人类乳头瘤病毒"在自然界中普遍存在,哪儿都可以查到。它感染人可以引起一组疾病,感染面部时我们叫它"扁平疣",感染在身上时就是所谓的"瘊子",感染生殖器部位,或者叫性摩擦部位,我们管它叫"尖锐湿疣"。

有些人可以通过一些非性途径,比如说手抓,自己本身就有"瘊子",抠来抠去,抠到生殖器部位,自身就接种上了。

但是如果在生殖器部位出现尖锐湿疣的话,却可以通过性行为传播给自己的性伴侣,因此我们管它叫"性病"。

有人在怀孕时湿疣会发作,因为怀孕之后,为了使受精卵着床,孕妇的身体会产生一过性的细胞免疫下降。这个过程中原有的、潜伏的尖锐湿疣就可以加速生长。

怀孕时候很多药没法用,我们一般会采取保守的方法把可见的疣体去掉,比如采取物理的方法去掉,然后定期地观察。等她生完孩子以后,机体免疫力恢复到一定水平就可以不再复发了。一般认为,生产的时候如果有可见疣体的话,会建议剖腹产,因为怕通过产道摩擦传给孩子。

有个病人说,他没有过任何不洁的行为,只是很喜欢洗桑拿,难道是坐在那个桑拿的椅子上感染的?

我说这是完全可能的。比如前一个人肛周有疣体,他往那儿一坐,病毒就污染到表面,他走了,你又往那儿一坐,病毒就接触到你的黏膜。

病毒本身没有活力，必须在细胞中才反应出活力，“人类乳头瘤病毒”在很多地方都可以查到，是否导致你发病还得有几个条件，比如你的卫生习惯问题，如果本身就有皮炎，皮肤“门户大开”，这种隋况就容易感染。

五、口交或者和性病人共用餐具会传染么？

口交比阴道交危险要小。但是否感染还和是否有口腔溃疡、牙龈出血有关。性交的感染的关键是个体体液的交换，必须有足够数量的病原体、经过接触途径、感染到你身体的这么一个过程，单纯的唾液接触不会感染，但是口交并不等于唾液的接触，它是一个行为过程。上面已经说了，明确的口交传播艾滋病的案例。我们强调唾液不传播艾滋病只是说接吻、共用餐具时不会传染。

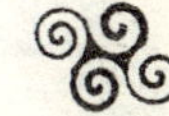

六、性病治疗很贵么？

现在常见的性病有淋病、非淋菌性尿道炎、尖锐湿疣、疮疹，梅毒。

1. 梅毒

常见Ⅰ生病中，危害最大的是梅毒，还可能会传染给孩子。梅毒感染是围产期的一个指标，代表一个国家的卫生水平，孩子生出来就有梅毒，说明产前的筛查卫生工作没有做好。

梅毒的治疗很麻烦，一般用青霉素治疗，目前观察到青霉素没有耐药的情况，但有人对青霉素反应不好，过敏或RPR滴度下降不快。对于过敏的梅毒病人，国际上推荐用头孢三代的药物来治疗。

一般梅毒的治疗治一次几百块钱，要看你治几次，比如说每年的随访中，你的RPR滴度量会不会下降，如果RPR反弹就需要复治，复治一次就几百，相对复杂一些。所以如果是一次治好，几百块钱就够了，如果治了三年，也许要两三千。

梅毒有明确的诊断方法和治疗方法，之所以每年病人数在不断地增加，是因为人们在婚前、产前、术前检查中，不重视梅毒的筛查，现在梅毒筛查就

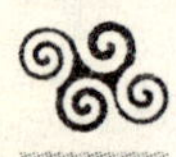

几十块钱，只要重视就能控制。

2. 尖锐湿疣

代表症状是菜花样的疣状增生物，表面疙疙瘩瘩的，突起的，不光滑。湿疣，“湿”代表表面的潮湿，因为生殖器部位都比较潮湿。“疣”是代表一种疣状增生物，增生物是在很平的黏膜皮肤表面突起的部分。可以想象：原来很平的皮肤黏膜忽然长出一个“疙瘩”，而且“疙瘩”不断在长大，表面还越来越粗糙，形成菜花状，就应该高度怀疑尖锐湿疣了。

尖锐湿疣的治疗就更为复杂，我刚才说了，所有病毒性的感染都只是控制，尖锐湿疣目前也没有特效方法，目前有效的方法一般花销在几千块钱左右，如果你复发的话还要反复地治疗。

1/3 的尖锐湿疣会复发，因为病毒性感染跟个体的抵抗力是相关的，复发关乎你的抵抗力，和还有没有性行为没关系，当然多次危险的性交可以导致反复感染，但注意那是反复感染，不是旧病复发。

几乎所有的性病都可以再感染，因为它的免疫建立得不是很牢固，不是完全的免疫，不能够抵抗第二次感染。

尖锐湿疣的潜伏期是 1 个月到 6 个月，一般我们会连续观察 3 个月，当然如果观察到 6 个月更好一点。如果 3 到 6 个月不复发的话，临床上就认为这个病治愈了。如果 6 个月以后又感染了，我们一般定义为再感染。

一般来说，尖锐湿疣治疗方案首先分两个步骤，一个是你把肉眼所见的疣体去掉，有很多方法，物理方法，比如说冻掉、激光，或者用化学方法，比如说抹一些药物把疣体腐蚀掉。

第二个步骤，连续随访观察，保持密切观察 3 个月到 6 个月，直到医生认为取得了临床治愈，临床治愈后就没有传染性了。观察期间可以抹一些药物，吃一些药物，比如免疫调节药。

如果夫妻两个人都感染了尖锐湿疣，近期最好不要孩子，但治好了以后可以要。3 到 6 个月保持消失状态不再复发的，医生认为你已经治愈了，就可以考虑生育了。

3. 疱疹

要是经济能力许可的话，就选择“伐昔洛韦”，没钱的话可以吃“阿昔洛韦”。

阿昔洛韦有一个问题,剂量大时对肾有一定损害。长期吃的话我们会采用“有效控制量”,即:不断地减量,控制到不犯就可以了,以最低有效剂量维持一段时间。

“阿昔洛韦”几百块钱,吃半年。如果要吃“伐昔洛韦”的话估计得四千块钱左右。

所以,性病在总体上如果是细菌类的感染,一般1000块钱以内搞定;如果是病毒性的感染,花两到三千块钱应该可以治疗好。

4. 前列腺炎

现在很多做广告的医院,一次检查就说你是前列腺炎,要花很多钱治。事实上前列腺炎的治疗一般是几百块钱,因为前列腺炎也没有“根治”这么一说,他可以说你有支原体感染,或者你原来有过淋病,说你现在淋病诱发前列腺炎了。

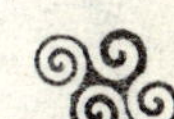

前列腺炎的治疗国际上有推荐方案,我国各大医院也是按照这种推荐方案去治疗的,如果你总是到做广告的医院、总要求“根治”的话,总有一天会被骗,请记住:好的大夫都在大医院,并且从来不做广告!

佟彤说:很多人不敢到大医院去看性病,因为怕被单位或者熟人知道。其实很多年前北京各大医院,包括佑安医院,就已经不要求病人登记自己的真实姓名了,隐私泄露的问题没必要担忧,在大医院才能得到规范的治疗,不花冤枉钱。

七、生殖器疱疹经常犯该怎么办?

感冒,病毒性肝炎以及很多其他病毒性的感染,目前发明的药物治疗都是控制它,而不能杀灭它。具体说到疱疹,国际上的治疗方法跟国内是一样的,没有更先进的方法。这种病如果每两个月犯一次就算频率过快了,跟个人体质、个人生活方式有关系。

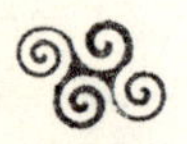

疱疹的治疗，比如阿昔洛韦、伐昔洛韦、泛昔洛韦，还有更昔洛韦，这些药都可以用，一般认为普通的人每年发作三到四次，这就是平均状态。如果要是大于这个发病频率，一般推荐长期吃一段时间抗病毒药，连续服用 6 个月到 12 个月。

经济条件好的话，可以吃到伐昔洛韦和泛昔洛韦，经济条件不好就吃阿昔洛韦，吃一段时间把它的发病频率先打压下来，经过半年到一年的治疗以后再停药观察，如果有发病迹象再临时吃一下，这个病会慢慢趋于缓解。

按照国外经验，五六年会趋于平缓，一年犯一次左右，也有个别人因为抵抗力不一样，还是不断地发作，那就发作的时候治疗。千万别相信任何“去根儿”的方法，所谓保证去根儿的方法都是骗人的。

有的人多年的生殖器疱疹，长期吃阿昔洛韦，结果有了。肾结石，我就建议他换伐昔洛韦，因为每天吃的量很少，肾损害就小。而且应该再找找规律，抵抗力下降有一个过程后才发病，比如说熬夜、酗酒、出差、晚上睡不好觉，一般发作的时候有先兆，比如局部灼热、痒、痛等异样感觉，这个时候你就要吃药了，在有先兆的时候把发作压回去。

八、支原体感染都要治吗？

不一定都要治。支原体感染在正常男性中 20% 左右会健康携带，女性 60% 左右正常携带，也就是说，很多人都有健康携带支原体的情况。但支原体也会引起尿道炎、宫颈炎，当有明确炎症指标时我们才治疗。所谓炎症指标就是有异常分泌物，化验可以查到炎症细胞，比如说男性尿道白细胞大于 5 个，我们认为他有炎症。女性宫颈白细胞大于 30 个，我们认为她有炎症。当有明确炎症证据时，加上支原体阳性，我们会积极治疗支原体。

非淋菌性尿道炎主要是衣原体感染，如果反复多次犯的话，要检查你的性伴侣没有感染，是不是每次治疗之后都复查，确认治好了没有？把这些问题一一解决好，会治愈的。

如果治疗的话，一个疗程一般 10 天左右，停药一周到两周的时候需要复查一下，比如说，当初诊断宫颈炎或尿道炎，复查时这个炎症指标应该消失、支原体应该转阴。

乙肝病毒携带者能生健康孩子么?

名医廖慧钰

首都医科大学附属北京佑安医院主任医师1 983年毕业于北京医科大学。自大学毕业后一直在佑安医院从事传染病临床工作。1992年一1994年师从广州南方医院传染科骆抗先教授,学习传染病学实验室技术,对肝癌HBV、HGV感染和HBV母婴垂直传播进行专业研究。对各种传染病尤其是各种肝病(急性、慢性肝炎、重症肝炎、肝硬化和肝癌)等诊断及治疗方面具有丰富经验,曾采用肝动脉导管介入方法治疗晚期肝癌,取得较好疗效。并对乙型肝炎病毒母婴传播防治有较深入的研究。

||你知道么?

1. 乙肝疫苗接种后8—10年要重复接种。
2. 乙肝病毒携带者可以自然分娩,但不建议母乳喂养。
3. 乙肝病毒DNA是阴性时,体内仍可能有检测不到的病毒。

佟彤笔记

廖主任医生来直播的时候,正有一个公务员因为乙肝病毒阳性被辞退,乙肝病毒携带者的怨恨也发泄在了那次直播上,他们的提问带着很浓的火药味儿。心软善良的廖医生特别不忍,做了二十多年的乙肝临床医生,她太理解这种病人的酸楚了。

其实,不管是感染者还是其他人,认真地看过这次直播就会心里有底,就目前的医疗水平,完全没必要紧张到“谈乙肝色变”的程度,中国人对乙肝的防御意识没用在点儿上。真需要他们防御的却又被轻视了:很少有因为乙肝抗体阴性而再去接种乙肝疫苗的成年人,他们可能不知道,打一次乙肝病毒疫苗并不能一劳永逸,了解这一点倒比盲目地躲避和防卫更有意义。

一、乙肝带毒者怀孕前要查哪些指标?

乙肝病毒感染者有两种情况:一种可能只是单纯地携带乙肝病毒,这种人肝功能检查正常,通过B超检查没有发现肝脏有什么问题,这就是所谓的"健康带毒者"。但即便是"健康带毒者",部分人经过肝脏穿刺的检查,还是发现有不同程度损伤的,而另一种情况是有些人经过肝功能或B超检查已经发现有肝炎、肝硬化了。所以说,当被乙肝病毒感染后,应该做以下的相关检查,才能了解自己肝脏的真实状况。

第一,要检查我们常说的"乙肝两对半",也叫"乙肝五项",即:乙肝的表面抗原、表面抗体、E抗原、E抗体、核心抗体,另外还要查乙肝病毒的DNA。了解乙肝病毒感染处于什么状态及传染性大与小。

第二,检查肝脏功能。包括:谷雨转氨酶、谷草转氨酶、胆红素及白蛋白,可以知道肝脏有没有损伤。

第三,做B超检查。必要的时候可以做CT检查,为的是明确肝脏损伤程度,有没有肝硬化或其他情况。

二、乙肝病毒感染者在什么情况下可以怀孕?

如果有乙肝病毒感染,不管是"大三阳"还是"小三阳",只要肝功能正常,影像学也没有提示有明显的肝脏损伤,在这种情况下是可以怀孕的。

这里需要提醒:有些曾经有过慢性肝炎,或者有些人虽然没有得过肝炎,但是影像学检查提示肝脏有损伤,如果是这种情况,要找专科医生帮助你评判一下肝功能状况。如果肝功能比较好,还是可以怀孕的,如果各项指标提示你肝脏损伤比较重,尤其出现肝硬化晚期的情况,尽量不要怀孕。

因为肝脏是人体很重要的器官,参与很多代谢,包括蛋白代谢、糖代谢、脂肪代谢等等，而且还参加机体解毒功能。怀孕时，各种代谢活动增加，营养需要也增加，会加重肝脏负担。如果肝脏隋况不太好，怀孕后肝脏会进一步损伤。有少数乙肝孕妇可能会发生重肝炎、肝衰竭，就危及生命了。此外，母亲的肝功能不正常，还可能会影响胎儿的生长发育，甚至可能会造成孩子畸形、流产或者早产。

三、乙肝父母生的孩子也会带毒吗？

如果母亲带有乙肝病毒，在什么情况下容易造成孩子的感染呢？

就要看母亲是否有乙肝病毒E抗原和乙肝病毒DNA了，这两个指标是乙肝病毒复制很重要的标志，也是传染性强的标志，尤其是乙肝病毒DNA，如果含量高的话，它的传染性就很大。

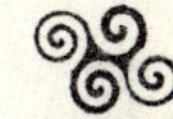

话又说回来了，是不是孩子接触了带毒的母亲以后就一定被感染呢？

在没有进行预防接种之前，母亲如果是乙肝病毒表面抗原阳性，她所生的孩子感染乙肝病毒的可能性很大。

北京市曾做过一个调查显示，如果没有任何预防，表面抗原阳性的母亲所生的孩子，半年以后表面抗原的阳转率可以达到40%～50%。如果是E抗原阳性的母亲所生的孩子，半年以后大概有90%以上会出现表面抗原阳性。

但是，如果婴儿出生后接种乙肝疫苗并与免疫球蛋白联合预防以后，婴儿表面抗原阳转率明显下降。现有资料表明，表面抗原阳性的母亲所生的孩子，保护率能达到95%；E抗原阳性的母亲所生的孩子，保护率也可以达到90%以上。所以，合理地预防接种可使婴儿出生以后的保护率明显提高。

四、携带病毒的母亲能喂奶么？

过去一般认为，阴道分娩过程中，孩子经过母亲产道时会吸人母亲的血液、阴道分泌物或者是羊水。如果这些体液中含有乙肝病毒，就可能会引起孩子的感染。有人曾经提出带毒母亲最好实施剖腹产。但是多项研究显示，自然地分娩和剖腹产引起孩子乙肝病毒的携带率没有明显的差异，乙肝疫苗接种之后的保护率也没有明显的差异，所以认为生产的方式不是最重要的。如果这个孩子已经发生了宫内感染，跟母亲的生产方式就更没有什么关系了。所以，现在不主张产妇一定要剖腹产，而是根据孩子及母亲的具体情况来决定分娩的方式。

佟彤说：单一的指标正常或者说查不出异常并不能完全说明身体也没问题，比如尿糖这个指标。

人的血糖达到一定浓度就会“淤”出体外，尿里就会发现有糖，一般是血糖达到8.89～10.00mmol/L浓度时，尿糖就会“阳性”了，这个值叫做“肾糖阈”。

人和人的“肾糖阈”不同，同样的血糖情况下，有人尿糖是阳性的，有人却查不出问题。这倒不是检测仪器的问题，而是人体自身的特点影响了。如果血糖浓度超过10时，查尿糖还是阴性的，一般多见于老年糖尿病人，特别是伴有肾功能不全的。如果血糖水平不到8.89时，尿糖就阳性了，一般是怀孕的妇女。

我认识个朋友，突然没原因地大脚趾就红肿了，医生怀疑是“痛风”，但当时去查时，能诊断病风的“尿酸”并不高。过了半年之后，那个指标才出现异常。这种情况在医学上是可能的，所以不能仅靠一项指标来判断疾病，有疑似症状时就要注意观察了。

现在比较提倡母乳喂养，尤其是初乳里有很多抗体及营养物质，对孩子的生长发育有很大益处，但那是健康的母亲，乙肝病毒携带者的母亲要区别对待。有很多研究显示，部分乙肝病毒感染母亲的乳汁中，能够检测出乙肝病毒 DNA，其含量比较低。有部分专家的意见是可以哺乳，因为他们有这样的观察，发现 E 抗原的母亲人工喂养和母乳喂养的婴儿，乙肝的病毒的感染率没有明显的差别。但是，如果母亲的乙肝病毒含量比较高，不建议哺乳。需要注意的是，现在对乙肝病毒的检测水平没有达到“0”的检测水平。也就是说,虽然你的乙肝病毒含量已经低到检测不出来的水平,但仍可能还含有少量病毒,只是机器检测不出来了。这种情况会不会引起孩子感染?目前没有很明确的答案。所以在我们医院,乙肝病毒携带者所生的孩子是不太建议母乳喂养的。

五、怀孕之后,一直服用的抗病毒药还能继续吃吗?

抗乙肝病毒的口服药物是通过影响乙肝病毒的 DNA 合成,来抑制病毒复制的,能使慢性肝炎、肝硬化的病情得到控制。但是抗病毒药能不能引起孩子的畸形呢?举"拉米呋定"的例子。原来它用于阻断艾滋病病毒的母婴垂直传播的,有报道说明它对母亲、婴儿,包括胎儿都没有明显的副反应,是比较安全的,后来也有人用它抑制乙肝病毒母婴传播。只是报道的例数比较小,现没有大量的数字来证明这类药物对孩子的安全性。所以,到目前为止,专家还是不建议在服药的过程中怀孕。

抗乙肝病毒的药物一般都要长期服用,不能随意停用。所以,如果是育龄妇女,在决定服用抗病毒药物之前要慎重考虑,你要考虑抗病毒药会不会影响将来生孩子,专家也许会建议你,最好先用其他药保肝治疗,在怀孕之后,再考虑用抗病毒药的问题。但是这也有一个前提,必须肝脏功能稳定的情况下才能够怀孕,如果说肝病的病情不太好,病毒在复制,怀孕就更要慎重了。

六、"小三阳"的丈夫能要孩子么?

现在有很多研究证实,可以在母亲的卵子内发现乙肝病毒 DNA,也有报道说在精子中也查到了乙肝病毒 DNA,这就提供了乙肝病毒通过卵子或精子传播的可能性。

但是父系传播孩子的感染率比母亲引起孩子的感染率明显要低。有报道显示,母亲阳性的孩子,感染慢性乙肝病毒的携带率是38%,父亲引起的孩子感染率是10%,相对低一些。

传染的可能性不光是通过精子的传播，最主要的是靠平常生活中的接触。目前统计，宫内感染率是5%～10%，不是很高，所以大部分乙肝病毒感染的发生可能是在母亲生产过程中，还有就是出生后，与带毒的母亲或者父亲密切接触过程中。

如果男方是"小三阳"，肝功能正常，建议还要去检查是不是有乙肝病毒的DNA阳性，如果DNA发现是阴性，感染婴儿的几率就很低，而且要在孩子在出生后，重视预防措施，在平时的生活中注意带毒者的分泌物不要污染孩子。

七、打了疫苗一辈子就踏实了么？

2005年开始，我国对新生儿实行乙肝疫苗免费接种，所有孩子出生时都打乙肝疫苗。如果母亲是表面抗原阴性，她的孩子打了疫苗之后保护率可以达到95%～100%；E抗原阳性母亲所生的孩子，单纯打乙肝疫苗的话，孩子的保护率可能低一些，50%～'70%。如果乙肝疫苗和乙肝免疫球蛋白来联合免疫的话，能使保护率明显提高。

但不是说新生儿出生时打了乙肝疫苗，以后就万无一失了。有10%～20%的小儿经乙肝疫苗接种不能得到保护作用。其接种失败有很多原因：第一，如果是宫内感染，接种的效果就比较差。但不是说宫内感染出生以后免疫就一定要失败，因为有研究显示，如果乙肝病毒相对比较低的孩子，出生以后打乙肝疫苗，再加上免疫球蛋白，有部分孩子还能够得到保护；第二，如果母亲乙肝病毒DNA含量很高，孩子接种的成功率相对会低一些；第三，与接种的方式和剂量有关。

现在打乙肝疫苗，建议孩子出生以后在上臂肌肉处打比较有效，出生24小时内马上打乙肝疫苗，最好是出生4个小时打。第二次是在出生一个月的时候打，再一次是6个月的时候打。而且孩子在一出生的时候打高效免疫球蛋白，这样保护率就非常高；第四，与疫苗本身的因素有关系，现在还在进一步研究乙肝疫苗的性能，以提高免疫的成功率；第五，是孩子的因素，如果是个"低体重儿"，免疫功能比较差，接种的效果也差；第五，与孩子的遗传也有关系。

接种乙肝疫苗后的效果如何？要在完成三针乙肝疫苗接种后，第七个月或者一年的时候，查一下血中的“乙肝五项”，看看出没出表面抗体。如果出了抗体，一般来讲大于100个毫国际单位/每毫升，对乙肝病毒就有免疫作用了。如果没有达到这种水平，或者没有出现抗体，就要加强注射一次乙肝疫苗，然后再动态观察，这样才对孩子有保护性。

所以也提醒家长，孩子打了乙肝疫苗后，不要因为心疼孩子，怕抽血，不给孩子做检查。还要注意的是，乙肝病毒含量比较高的母亲，所生的孩子免疫持续的时间可能不会太长：所以应该经常检测，看看抗体是否能够达到保护水平。

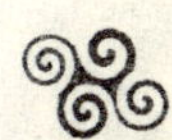

八、大人打疫苗能一劳永逸么？

有少数人成年人，打乙肝疫苗以后不出现表面抗体，那肯定就对乙肝病毒没有保护作用。这样的话就建议他在打完乙肝疫苗以后第七个月或者一年的时候，检查“乙肝五项”，如果表面抗体没有达到保护的水平，还应该重复接种。

对乙肝的保护效果，要看乙肝表面抗体的水平。一般来讲，抗体水平在100毫国际单位/毫升的时候，保护作用会更强一些，这种情况时可以不用再接种，成年人和孩子都一样。

孩子接种后，如果表面抗体阳性，它的保护期应该是10年左右。由于表面抗体的水平是逐年下降的，可以在孩子6岁左右去做检测。如果抗体的水平少于10个毫国际单位/毫升，建议再补种一次。

目前主张接种乙肝疫苗后8～10年要再重复接种。如果属于高危人群，经常接触乙肝患者的，应该定期检测一下抗体，如果低于保护水平还是要补种一次的。

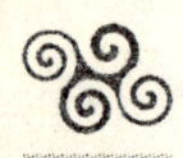

九、乙肝病人要忌性生活?

如果是单纯的乙肝病毒的携带者,肝功能是正常的,B 超检查没有明显的肝脏损伤,可以跟正常人一样性生活,只是不要频繁过度。如果是乙肝病人,或者是肝硬化,情况就不同了。

性活动是全身比较剧烈的运动,相当于爬山,在剧烈运动时,肝脏是处于相对缺血状态的。如果肝脏已经有损伤,这样反复地缺血无疑会加重肝脏负担。所以,急性肝炎、慢性乙肝病人在肝功能不正常的情况下,应该禁止性生活。当肝功能恢复正常半年左右,再根据自己的情况逐渐恢复。如果性生活之后出现了明显的疲惫、无力、食欲不振、肢体酸懒,说明体力还没有达到,还要尽量地减少或者是避免。

中国中医药学会肿瘤专业委员会会长周宜强,是肿瘤专家,一直有几个很让他惋惜的病例,都用中药很好地控制了癌症,只因为一次过节回家,行了房事,病情便急转直下,最终不治而死。

这样的例子在中医典籍中有很多记载,但没人做原理研究,除了廖医生所说的肝脏功能在性生活中缺血之外,有个研究也算是证据:

研究者发现,男性睾丸的生精细胞会在危急病症出现时停止工作,减少精子的生成,直到身体痊愈。这就说明,在健康状态不允许的情况下,身体会自动地把性生活摆在次要地位,以便将有限的精力投入重要器官,如果在此时性欲过度,等于在和生命争夺能量,确实是件很冒险的事。

佟彤说:中医看病,特别是慢性病,会说到一个词:“房劳”,就是指性生活过度,它会引发或者加重疾病。